眼表疾病临床系列

翼 状 胬 肉

主　编　王丛香　李绍伟
副主编　曾庆延　刘汉生
主　审　孙旭光

编　委（按姓氏笔画排序）

王丛香　长沙爱尔眼科医院
王科华　长沙爱尔眼科医院
王浩宇　武汉爱尔眼科医院汉口医院
刘汉生　爱尔眼科医院集团医疗管理中心
李绍伟　北京爱尔英智眼科医院
李宽舒　长沙爱尔眼科医院
曾庆延　武汉爱尔眼科医院汉口医院

人民卫生出版社
·北　京·

图书在版编目（CIP）数据

翼状胬肉 / 王丛香，李绍伟主编 . —北京：人民
卫生出版社，2020.10（2025.3 重印）
（眼表疾病临床系列）
ISBN 978-7-117-30581-5

Ⅰ.①翼… Ⅱ.①王…②李… Ⅲ.①翼状胬肉 —诊
疗 Ⅳ.①R777.33

中国版本图书馆 CIP 数据核字（2020）第 185899 号

| 人卫智网 | www.ipmph.com | 医学教育、学术、考试、健康，购书智慧智能综合服务平台 |
| 人卫官网 | www.pmph.com | 人卫官方资讯发布平台 |

翼 状 胬 肉
Yizhuang Nurou

主　　编：王丛香　李绍伟
出版发行：人民卫生出版社（中继线 010-59780011）
地　　址：北京市朝阳区潘家园南里 19 号
邮　　编：100021
E - mail：pmph @ pmph.com
购书热线：010-59787592　010-59787584　010-65264830
印　　刷：北京顶佳世纪印刷有限公司
经　　销：新华书店
开　　本：710×1000　1/16　印张：9
字　　数：171 千字
版　　次：2020 年 10 月第 1 版
印　　次：2025 年 3 月第 3 次印刷
标准书号：ISBN 978-7-117-30581-5
定　　价：99.00 元

打击盗版举报电话：010-59787491　E-mail：WQ @ pmph.com
质量问题联系电话：010-59787234　E-mail：zhiliang @ pmph.com

主编简介

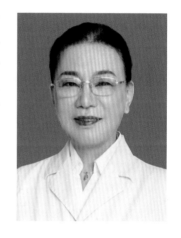

　　王丛香,主任医师,长沙爱尔眼科医院院长助理、角膜与眼表病学科主任、眼库主任,爱尔眼科医院集团角膜病学组专家委员会委员,爱尔眼科医院集团角膜病研究所骨干委员,爱尔眼科医院集团湖南省区角膜与眼表学组组长,湖南省眼科学会眼表与角膜病学组委员,长沙市眼科质量控制中心委员,中国非公立医疗机构协会眼科专业委员会角膜病学组委员。擅长角膜移植与各种疑难眼表病的诊断与治疗。主编或参编《视力与眼镜》《手法小切口白内障手术技术》《眼科常见疾病365问》《流芳》等多部著作,发表论文20多篇,完成各类角膜移植手术2 000多例,白内障超声乳化手术1万多例,翼状胬肉手术1万多例。

　　在长沙爱尔眼科医院率先开展改良 PERFECT 术,并逐步探索"改良 PERFECT 联合生物羊膜覆盖术",该术式命名为"睛致胬肉"后,已于2020年4月获得国家注册商标。

主编简介

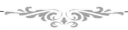

李绍伟,教授,主任医师,中南大学爱尔眼科学院博士研究生导师,爱尔眼科医院集团北京爱尔英智眼科医院CEO(首席执行官),爱尔眼科医院集团学术委员会副主任委员、角膜病学组主任委员,爱尔角膜病研究所所长。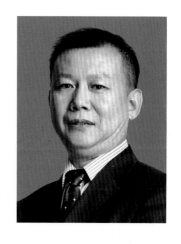

第二届中国医师协会循证医学专业委员会眼科学组委员,亚洲干眼学会中国分会委员,中国非公医疗机构眼科专业角膜病专委会主任委员,中国医师协会眼科医师分会眼表与干眼学组委员,中华医学会眼科学分会第八届青年委员及白内障学组委员,《眼科》杂志编委。

主要专注于角膜病、白内障等的临床和基础研究工作。完成各类疑难白内障手术4万余例,角膜移植手术7 000余例。改进了角膜内皮移植手术方法,在国内率先开展了飞秒激光角膜移植手术并首先制定了飞秒激光角膜移植手术规范,创造性提出了上皮瓣下胶原交联技术。总结了中国人高度近视眼人工晶状体计算经验公式(LSW1公式)并得到广泛采用,国际上首创了晶状体前囊膜保护角膜内皮的飞秒白内障手术技术等。

致力于白内障和角膜移植防盲推广工作,组织爱尔眼科医院集团角膜病学组和爱眼基金共同发起了"你是我的眼"角膜盲症救助计划,集慈善救助、防盲和角膜捐献宣传、角膜病手术医生培训为一体,三年来共实施400余例慈善角膜移植手术,为西部地区建立角膜病中心4个。该项活动荣获第十六届(2019年)中国慈善榜"十大慈善项目"奖。

在国内外发表论文110余篇,主编参编专著5部,承担国家省级部级等课题22项,并获各级奖励13项。

前　言

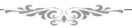

　　翼状胬肉为结膜变性性疾病,确切病因尚不清楚,可能与紫外线照射、遗传体质,以及干燥多尘的环境等有关。临床上,一般将翼状胬肉分为三类:原发性(真性)翼状胬肉,复发性翼状胬肉和假性翼状胬肉。翼状胬肉的临床症状不具有特异性,主要表现为眼干、眼痒、眼红、异物感、怕光及视物模糊,严重的翼状胬肉可遮盖瞳孔导致视力下降或失明;另外,翼状胬肉导致外观不美也成为越来越多患者的治疗诉求。迄今为止,翼状胬肉尚无药可治,手术是治愈该病的唯一有效方法。

　　翼状胬肉的手术改进经历了漫长且艰辛的过程,除了术后翼状胬肉复发,术中及术后伤口疼痛也让病人难以忍受,直到眼科手术显微镜的出现,其手术治疗才发生了质的改变。然而,翼状胬肉术后复发始终是临床难以攻克的难关。围绕胬肉复发问题,众多的研究者尝试了许多方法,如使用抗代谢药物、β射线照射,以及 YAG 激光切除等,虽然可以在一定程度上减少复发,但是却仍然无法完全阻止复发。与此同时,术后外观的改善也对术者提出了更高要求。

　　著者近十年来采用改良 PERFECT 术式,治疗原发性翼状胬肉和轻、中、重度复发性翼状胬肉共计一万五千多例,不仅术后没有出现严重并发症,而且复发率很低,外观良好。本著是在系统性总结著者的临床经验,并参考了大量文献的基础上完成,以期能够对同道的临床工作提供参考。

　　本著出版之际,真诚感谢孙旭光教授的热心鼓励与帮助,当了解到著者医院的翼状胬肉手术方式具有特色时,孙教授便建议我们将自己的经验、心得和体会以书籍形式系统介绍给同行,并且大力支持我们进行回顾性研究总结和前瞻性多中心研究,以期用循证医学的证据支持我们手术方式的改良。

　　感谢爱尔眼科医院集团医疗管理中心副总监刘汉生教授在百忙中抽出时间亲自为本著剪辑手术视频;感谢集团人力资源中心、爱尔管理学院黄子文先生为6 个手术视频编辑字幕;感谢长沙爱尔眼科医院院长林丁博士的鼎力支持;感谢长沙爱尔眼科医院手术室全体员工及特检部全体员工的倾情帮助;感谢长沙爱尔眼科医院角膜与眼表学科陈军大夫、喻巧大夫和邹桂花大夫帮助本著收集资料,提供患者术后照片,协助完成手术录像。最后,感谢那些配合我们治疗的患者们。由于著者才学有限,书中难免会有疏漏,敬请同道指正。

王丛香

2020 年 9 月 6 日于长沙

目　录

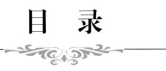

第一篇　基　础　篇

第一章　流行病学 ·· 1
　第一节　患病率与发病率 ·· 1
　　一、患病率 ·· 1
　　二、发病率 ·· 4
　第二节　危险因素 ·· 5
　　一、紫外线 ·· 5
　　二、遗传因素 ·· 6
　　三、睑裂斑相关 ·· 6

第二章　发病机制与组织病理学 ···································· 9
　第一节　发病机制 ·· 9
　　一、遗传因素 ·· 9
　　二、紫外线照射学说 ·· 9
　　三、角膜缘干细胞屏障破坏学说 ······························ 10
　　四、细胞增殖及凋亡异常学说 ·································· 11
　　五、细胞因子学说 ·· 11
　　六、细胞外基质重塑学说 ······································ 12
　第二节　组织病理学 ··· 12

第二篇　临　床　篇

第三章　翼状胬肉的临床特征与诊治 ································ 17
　第一节　原发性翼状胬肉临床特征 ································ 17
　　一、症状 ·· 17

二、体征 ·· 21

三、生长及分期特征 ·· 22

四、实验室检查 ·· 32

五、诊断与鉴别诊断 ·· 32

第二节　复发性翼状胬肉的临床特征 ························· 34

第三节　假性翼状胬肉的临床特征 ···························· 36

一、假性翼状胬肉常见原因 ··································· 36

二、假性翼状胬肉的临床特征 ······························· 36

第四节　翼状胬肉的预防与治疗 ······························· 40

一、预防 ··· 40

二、治疗 ··· 40

第三篇　手　术　篇

第四章　翼状胬肉手术适应证及相关评价 ················· 43

第一节　手术目的与决定手术的主要因素 ················· 43

一、手术目的 ·· 43

二、决定手术的主要因素 ······································ 47

第二节　手术适应证与禁忌证 ·································· 48

一、适应证 ··· 48

二、禁忌证 ··· 49

第三节　翼状胬肉手术前检查 ·································· 49

一、全身检查 ·· 49

二、眼局部检查 ·· 49

第四节　翼状胬肉相关评价 ····································· 50

一、原发性翼状胬肉的分级 ··································· 50

二、翼状胬肉手术效果评价 ··································· 53

三、术后复发性翼状胬肉分度 ······························· 56

第五章　翼状胬肉围手术期处理 ····························· 60

第一节　相关疾病的处理 ·· 60

一、眼局部情况处理 ·· 60

二、全身情况处理 ··· 62

第二节　围手术期用药 ··· 62

一、术前用药 ·· 63

二、术中用药 ………………………………………………… 63

三、术后用药 ………………………………………………… 63

四、伤口处理 ………………………………………………… 64

第六章　原发性翼状胬肉手术 ……………………………………… 65

第一节　普通翼状胬肉切除联合自体游离结膜瓣移植术 …………… 65

手术视频 1　普通翼状胬肉切除联合自体游离结膜瓣移植术 …… 65

一、适应证 …………………………………………………… 65

二、手术步骤 ………………………………………………… 66

第二节　改良 PERFECT 术 …………………………………………… 71

手术视频 2　改良 PERFECT 术 ……………………………… 71

一、手术适应证 ……………………………………………… 72

二、手术步骤 ………………………………………………… 72

第三节　改良 PERFECT 联合生物羊膜覆盖术 ……………………… 77

手术视频 3　改良 PERFECT 联合生物羊膜覆盖术 …………… 77

一、生物羊膜功能 …………………………………………… 77

二、适应证 …………………………………………………… 80

三、手术步骤 ………………………………………………… 81

第四节　普通翼状胬肉切除联合生物羊膜移植术 …………………… 83

手术视频 4　普通翼状胬肉切除联合生物羊膜移植术 ………… 83

一、适应证 …………………………………………………… 84

二、手术要点与步骤 ………………………………………… 84

第五节　翼状胬肉广泛切除联合胬肉表层结膜瓣转位移植术 ……… 86

手术视频 5　翼状胬肉广泛切除联合胬肉表层结膜瓣转位移植术 … 86

一、适应证 …………………………………………………… 87

二、手术步骤 ………………………………………………… 87

第六节　生物胶在普通翼状胬肉手术中的应用 …………………… 92

手术视频 6　生物胶在普通翼状胬肉手术中的应用 …………… 92

一、适应证 …………………………………………………… 92

二、手术步骤 ………………………………………………… 92

第七章　复发性翼状胬肉手术 ……………………………………… 97

第一节　复发性翼状胬肉概述 ……………………………………… 97

第二节　复发性翼状胬肉手术方法 ………………………………… 97

一、复发性翼状胬肉切除联合自体游离结膜瓣移植联合生物羊膜
　　覆盖术 ……………………………………………………………… 98

二、复发性翼状胬肉切除联合新鲜羊膜移植联合自体游离结膜瓣
　　移植联合生物羊膜覆盖术 ………………………………………… 100

三、复发性翼状胬肉切除联合自体结膜瓣移植联合板层角膜移植术 … 100

第三节　复发性翼状胬肉手术步骤 ……………………………………… 101

一、复发性翼状胬肉切除联合自体游离结膜瓣移植联合生物
　　羊膜覆盖术手术步骤 ……………………………………………… 101

二、复发性翼状胬肉切除联合新鲜羊膜移植联合自体游离结膜瓣
　　移植联合生物羊膜覆盖术手术步骤 ……………………………… 104

第四节　复发性翼状胬肉术后处理 ……………………………………… 106

第八章　翼状胬肉手术并发症处理 ……………………………………… 108

第一节　术中问题及并发症的处理 ……………………………………… 108

一、术中问题及其处理 …………………………………………………… 108

二、术中并发症及其处理 ………………………………………………… 111

第二节　术后并发症及其处理 …………………………………………… 113

一、术后早期并发症处理 ………………………………………………… 113

二、远期并发症处理 ……………………………………………………… 124

第一篇 基础篇

第一章 流行病学

　　翼状胬肉是历史悠久的常见眼表疾病,早在公元前 1000 年,印度学者 Susruta 首先描述了翼状胬肉及其手术治疗方法,之后经历了数十代眼科学者研究,于公元 1060 年,由 Chakradatta 等再次详细地描述了翼状胬肉,并提出了治疗方法。

　　翼状胬肉定义为:从角结膜边缘区主动性侵入角膜表面的一种三角形、翼状、退行性、纤维血管性的增生组织[1]。因外形似昆虫的翅膀而得名,为眼表最常见疾病。除引起眼干、眼涩、异物感、眼红等眼部不适症状外,还明显影响眼部美观,严重的翼状胬肉可导致失明和眼球运动障碍。

第一节 患病率与发病率

一、患　病　率

　　患病率(prevalence)是指特定时间内总人口中某病新旧病例之和所占的比例。目前,文献中关于翼状胬肉的患病率报道较多,但是,由于翼状胬肉的病因及发病机制尚未完全明确,患病率的影响因素较多,且不同研究的设计方案、研究对象以及样本量等均有不同,因此,文献中报道的患病率差异较大。

　　2018 年,Rezvan F 等[2]对翼状胬肉的患病率进行 Meta 分析,共纳入了 68 篇文献,通过分析得出全球翼状胬肉的患病率为 12%,其中患病率最低的地区为 0.07%,最高的地区为 53%。2019 年杨梅等[3]对中国 40 岁及以上人群翼状胬肉患病率进行 Meta 分析,共纳入了 36 篇文献,通过分析得出 1990—2016 年中国 40 岁及以上人群翼状胬肉患病率为 13.4%。Song P 等[4]报道显示,2010 年中国 15~84 岁人群翼状胬肉的患病率为 9.84%,约有 1.09 亿人患有翼状胬肉。

　　影响患病率的因素有:

　　(1)地理位置:由于翼状胬肉的发生与紫外线照射密切相关,因此不同纬度、不同海拔地区的翼状胬肉患病率不同,尤其是北纬 40° 与南纬 40° 之间的区域,翼状胬肉的患病率较高,被称之为"翼状胬肉带"[5]。

中国的地理跨度较大,文献报道的翼状胬肉的患病率差别也较大。北京农村地区,40岁以上人群中翼状胬肉的患病率为2.9%[6],而广东农村地区,50岁以上人群翼状胬肉的患病率为33.0%[7]。

Song P等[4]对我国翼状胬肉的患病率进行研究发现:在我国,翼状胬肉患者人数最少的是西藏自治区,约21万,人数最多的是广东省,约为1229万;就翼状胬肉的患病率而言,最低的是黑龙江省,为4.16%,最高的是海南省,为18.02%。并且得出结论:生活在低纬度的居民翼状胬肉患病率高于生活在高纬度的居民,同时,翼状胬肉的患病率与经度没有相关性。

Liu L等[8]对翼状胬肉的地理学分布特征进行分析发现:除了纬度在20°~30°之间外,纬度越低,翼状胬肉的患病率越高,这可能与低纬度地区日光较强有关,但是,具体是什么原因导致纬度在20°~30°之间地区翼状胬肉的患病率较高,目前尚不明确(表1-1-1)。

表1-1-1 不同纬度地区翼状胬肉的患病率

纬度	患病率
0°~10°	14.80%
10°~20°	13.40%
20°~30°	19.30%
30°~40°	5.90%
40°~50°	4.10%

此外,翼状胬肉的患病率还与海拔有关,Lu P等[9]对青海省泽库县海拔在3 000m以上的地区进行调查发现:2 229名藏民中,323人患有翼状胬肉,患病率为14.49%,而与该地区基本处于同一纬度的山东省,翼状胬肉的患病率为10.53[10],这表明,生活在高海拔地区的居民翼状胬肉患病率高于低海拔地区的居民。

(2)年龄:中老年多发,但也有10~30岁发病者,青少年原发性翼状胬肉多有家族遗传史。随着年龄的增长,翼状胬肉的患病率会逐渐增加。杨梅等[3]对中国40岁及以上人群翼状胬肉患病率进行Meta分析,除了≥80岁年龄组外,翼状胬肉的患病率随年龄增长而明显升高(表1-1-2)。而一项全球翼状胬肉患病率的Meta分析也同样表明:翼状胬肉患病率随年龄增长而明显升高,尤其是10~20岁年龄组患病率仅为0.3%,而≥80岁年龄组的患病率为19.5%[2](表1-1-3)。

表 1-1-2 我国不同年龄组翼状胬肉的患病率合并分析

年龄/岁	文献数/篇	患病率	I^2 值
≥ 40	15	8.8%	99.24%
≥ 50	27	13.2%	99.23%
≥ 60	26	16.7%	99.33%
≥ 70	25	19.2%	95.93%
≥ 80	19	15.4	99.74%

表 1-1-3 全球不同年龄组翼状胬肉的患病率合并分析

年龄/岁	样本量/人	患病率	I^2 值
10~20	2 922	0.3%	80.9%
20~29	1 829	1.6%	87.6%
30~39	4 660	5.6%	98.1%
40~49	20 575	7.8%	97.1%
50~59	40 918	11.2%	98.2%
60~69	41 783	16.7%	98.8%
70~79	23 516	16.8%	98.5%
≥ 80	2 110	19.5%	88.2%

（3）性别：翼状胬肉的发生是否与性别有关，目前尚存在争议。在我国河北省，男性的翼状胬肉患病率为 7.8%，女性为 5.7%[11]；而伊朗的一项研究表明[12]，女性的翼状胬肉患病率为 13%，男性为 18%。

（4）种族：翼状胬肉的发生与种族是否有关，目前尚存在争议。Nemesure B 等[15]的研究表明：白人翼状胬肉的患病率比深色人种的患病率要低。Marcrs Ang 等[16]对生活在新加坡的马来西亚人、印度人和中国人进行翼状胬肉流行病学调查发现，该地区翼状胬肉总患病率为 10.1%，其中，马来西亚人为 15.5%，明显高于印度人（7.0%）和中国人（7.0%）。分析发现尽管印度人的肤色较深，但是其翼状胬肉患病率并不比马来西亚人和中国人要高。由此可见，种族是否与翼状胬肉的发生有关，还需要考虑其他因素，如遗传、年龄、性别、职业和教育程度等。

中国是一个多民族国家，文献中也有不同民族间翼状胬肉患病率的报道。Zhong H 等[17]对生活在云南同一农村地区（东经 99°58′，北纬 25°25′）的少数民族进行翼状胬肉流行病学调查,结果显示:彝族的翼状胬肉患病率明显低于白族和汉族,白族居民重度翼状胬肉的患病率最高(表1-1-4)。

表1-1-4 不同民族翼状胬肉的患病率

患病率	民族		
	白族	彝族	汉族
翼状胬肉	39.00%	29.50%	39.50%
重度翼状胬肉	7.50%	3.80%	5.20%

注:重度翼状胬肉:胬肉组织达到或者超过瞳孔缘。

Chen T 等[18]对生活在新疆同一地区的汉族人和维吾尔族人进行流行病学调查,该地区翼状胬肉的总患病率为11.75%,其中,汉族人为13.18%,明显高于维吾尔族人(8.97%),造成这种差异可能是由于汉族人和维吾尔族人的生活方式不同引起,维吾尔族人习惯戴头巾或帽子,减少了紫外线暴露,所以他们的翼状胬肉患病率较汉族低。

Pan Z 等[11]对生活在河北地区的汉族人和满族人进行流行病学调查,该地区翼状胬肉的总患病率为6.5%,其中,汉族人为6.2%,满族人为7.2%,差异并无统计学意义。这可能是由于生活在河北地区的满族人,生活方式已与汉族人差别不大,因此,他们的翼状胬肉患病率与汉族人无明显差异。

有文献报道[13,14]:有抽烟史、受教育程度较低以及家庭收入较低者翼状胬肉的患病率较高。总之,翼状胬肉是一种多因素疾病,不同地区、不同人群的危险因素各不相同。

二、发 病 率

发病率(incidence)是指在一定期间内,一定人群中某病新发生的病例出现的频率。由于需要在一定时间内进行多次随访观察,因此,文献中关于翼状胬肉发病率的报道相对较少。

云南少数民族眼病研究[19]对生活在云南农村(东经99.58°,北纬25.25°)大于50岁的白族人群进行为期5年的翼状胬肉流行病学调查,结果表明,这一地区5年的翼状胬肉发病率为6.8%,其中,男性为3.8%,女性为8.8%,50~59岁为7.7%,60~69岁为6.5%,70岁以上为5.6%。

北京眼病研究[20]对北京的一农村地区和一城市地区进行了为期10年的翼状胬肉流行病学调查显示,该地区10年的翼状胬肉发病率为4.9%,其中,40~49岁为5.4%,50~59岁为4.7%,60~69岁为4.5%,70岁以上为5.0%。

第二节 危险因素

一、紫外线

暴露于太阳射线 B 型紫外线(UVB),是发生翼状胬肉最重要的环境因素[1]。目前的研究认为[21],角膜缘干细胞(limbus stem cells,LSCs)功能障碍是翼状胬肉的发病基础,照射在颞侧角膜缘的光线穿过前房,最终聚焦在鼻侧角膜缘时,光线的强度可以放大 20 倍,从而损伤鼻侧角膜缘的 LSCs 和成纤维细胞,导致翼状胬肉的发生。因此,紫外线辐射是翼状胬肉发生的主要危险因素,农村地区、户外活动较多或者户外工作者以及紫外线较强地区的人群易患翼状胬肉。

维生素 D 的主要来源是人体皮肤经紫外线 B 照射合成,其在体内的主要存在形式是血清 25- 羟基维生素 D。韩国的一项研究通过测量血清 25- 羟基维生素 D 来客观评估紫外线 B 的照射,再评估其与翼状胬肉的关系,结果发现,日晒和 25- 羟基维生素 D 与翼状胬肉的发生密切相关[22](表 1-2-1,表 1-2-2)。

表 1-2-1 血清 25- 羟基维生素 D 与翼状胬肉患病率的回归分析

血清 25- 羟基维生素 D 浓度 /ng·ml^{-1}	OR 值
>30	1.565
25~30	1.545
20~25	1.8
15~20	1.535
<15	1

表 1-2-2 日晒与翼状胬肉患病率的回归分析

每天日晒时间 / 小时	OR 值
>5	1.689
2~5	1.126
<2	1

Jiao W 等[10]对山东省农村老人进行翼状胬肉流行病学调查显示,该地区翼状胬肉的患病率为 10.53%,而翼状胬肉患病率随着户外日照时间的增多而增加,同时,戴帽子或太阳镜越多,翼状胬肉的患病率越低,这些表明紫外线照射是翼状胬肉的危险因素,戴帽子或太阳镜是翼状胬肉的保护因素。云南少数民族

眼病研究的流行病学调查更是表明户外职业是翼状胬肉的唯一预测因子[19]。

二、遗 传 因 素

翼状胬肉具有遗传倾向,文献中也有不少关于翼状胬肉家系的报道。Zhang JD 于 1987 年报道了一个居住在四川省安岳县的翼状胬肉家系,该家系共有三代 11 人患有翼状胬肉,显示为常染色体显性遗传[23]。Hilgers 等[24]进行遗传学分析后认为,遗传在该地区翼状胬肉的高患病率中起着重要作用。

目前,文献中也有翼状胬肉遗传学方面的研究,Ozturk BT 等[25]选取拟进行手术的原发性翼状胬肉患者 25 例,术中取颞上方正常结膜组织和翼状胬肉组织进行 k-ras 基因测序,结果发现正常结膜组织组不存在 k-ras 基因突变,翼状胬肉组织组有 7 个存在第 61 位密码子的错义突变,其中 4 个是(Glu61Arg CAA>CGA),3 个是(Glu61Leu CAA>CTA),差异具有统计学意义,说明 k-ras 第 61 位密码子突变可能在翼状胬肉的发生过程中起着重要作用。

8- 羟基脱氧鸟嘌呤(8-OHdG)是 DNA 氧化损伤产物之一,人 8- 羟基鸟嘌呤 DNA 糖苷酶(hOGG1)是修复 8-OHdG 主要的酶,而在 hOGG1 基因的第 7 外显子第 1 245 位碱基存在 C/G 多态性,使第 326 位的密码子编码半胱氨酸(Cys)或者丝氨酸(Ser)。

Kau HC 等[26]对中国人群中翼状胬肉与 hOGG1 基因多态性之间的关系进行研究发现,hOGG1 Ser326Cys 基因多态性与翼状胬肉有关,纯合子 Cys/Cys 携带者比 Ser/Cys 和 Ser/Ser 携带者更易患翼状胬肉,而且患翼状胬肉的年龄较轻。

然而,翼状胬肉是何种遗传方式,目前尚不完全明确。文献报道,翼状胬肉的遗传方式可以是孟德尔式的,也可以是非孟德尔式的,孟德尔式遗传包括常染色体显性遗传、常染色体隐性遗传和性染色体连锁遗传。非孟德尔遗传可能是多因素的,也可能是线粒体的[27]。

三、睑裂斑相关

睑裂斑被视为原发性翼状胬肉的先兆,这一观点在 1869 年被 Zehender 提出,受到 Fuchs、Parsons 和 Alt 的再次肯定[1]。睑裂斑是角膜两侧球结膜结缔组织的弹性纤维退变而形成的淡黄色三角形斑块,是眼部长期暴露于紫外线所发生的改变。

(李绍伟　李宽舒)

参 考 文 献

1. Foster CS, Azar DT, Dohlman CH. 角膜理论基础与临床实践. 李莹, 主译. 天津: 天津科技翻译出版有限公司, 2007.

2. Rezvan F, Khabazkhoob M, Hooshmand E, et al. Prevalence and risk factors of pterygium: a systematic review and Meta-analysis [J]. Survey of Ophthalmology, 2018, 63 (5): 719-735.

3. 杨梅, 管宇, 康丽华, 等. 中国 40 岁及以上人群翼状胬肉患病率 Meta 分析 [J]. 中华实验眼科杂志, 2019, 37 (3): 190-196.

4. Song P, Chang X, Wang M, et al. Variations of pterygium prevalence by age, gender and geographic characteristics in China: A systematic review and meta-analysis [J]. Plos One, 2017, 12 (3): e0174587.

5. Luthra, Rajiv. Frequency and Risk Factors for Pterygium in the Barbados Eye Study [J]. Archives of Ophthalmology, 2001, 119 (12): 1827-1832.

6. Ma K, Xu L, Jie Y, et al. Prevalence of and factors associated with pterygium in adult Chinese: the Beijing Eye Study [J]. Cornea, 2007, 26 (10): 1184-1186.

7. Wu K, He M, Xu J, et al. Pterygium in aged population in Doumen County, China [J]. Yan ke xue bao, 2002, 18 (3): 181-184.

8. Liu L, Wu J, Geng J, et al. Geographical prevalence and risk factors for pterygium: A systematic review and meta-analysis [J]. BMJ Open, 2013, 3 (11): e003787.

9. Lu P, Chen X, Kang Y, et al. Pterygium in Tibetans: a population-based study in China [J]. Chinical and Experimental Ophthalmology, 2007, 35 (9): 828-833.

10. Jiao WZ, Zhou CC, Wang T, et al. Prevalence and Risk Factors for Pterygium in Rural Older Adults in Shandong Province of China: A Cross-Sectional Study [J]. Journal of Biomedicine and Biotechnology, 2014, 2014: 658648.

11. Pan Z, Cui J, Shan G, et al. Prevalence and risk factors for pterygium: a cross-sectional study in Han and Manchu ethnic populations in Hebei, China [J]. BMJ Open, 2019, 9 (2): e025725.

12. Yasemi M, Bamdad S, Sarokhani D, et al. Prevalence of pterygium in Iran: a systematic review and meta-analysis study [J]. Electronic Physician, 2017, 9 (12): 5914-5919.

13. Lin YH, Sun CC, Yeung L, et al. Epidemiologic study of pterygium in Taiwan [J]. Japanese Journal of Ophthalmology, 2019, 63 (4): 297-303.

14. Saw SM, Tan D. Pterygium: prevalence, demography and risk factors [J]. Ophthalmic Epidemiology, 1999, 6 (3): 219-228.

15. Nemesure B, Wu SY, Hennis A, et al. Nine-Year Incidence and Risk Factors for Pterygium in the Barbados Eye Studies [J]. Ophthalmology, 2008, 115 (12): 2153-2158.

16. Ang M, Li X, Wong W, et al. Prevalence of and Racial Differences in Pterygium: A Multiethnic Population Study in Asians [J]. Ophthalmology, 2012, 119 (8): 1509-1515.

17. Zhong H, Cha X, Wei T, et al. Prevalence of and risk factors for pterygium in rural adult chinese populations of the Bai nationality in Dali: the Yunnan Minority Eye Study. [J]. Invest Ophthalmolol Vis Sci, 2012, 53 (10): 6617-6621.

18. Chen T, Ding L, Shan G, et al. Prevalence and Racial Differences in Pterygium: A Cross-Sectional Study in Han and Uygur Adults in Xinjiang, China Prevalence and Racial Differences in Pterygium [J]. Invest Ophthalmol Vis Sci, 2015, 56 (2): 1109-1117.

19. Li L, Zhong H, Tian E, et al. Five-Year Incidence and Predictors for Pterygium in a Rural Community in China: The Yunnan Minority Eye Study [J]. Cornea, 2015, 34 (12): 1564-1568.

20. Liang Z, Sheng YQ, Liang X, et al. 10-Year Incidence and Associations of Pterygium in Adult Chinese: The Beijing Eye Study [J]. Investigative Opthalmology & Visual Science, 2013, 54 (2): 1509-1514.

21. Zhou W, Zhu Y, Zhang B, et al. The role of ultraviolet radiation in the pathogenesis of pterygia (Review) [J]. Molecular Medicine Reports, 2016, 14 (1): 3-15.

22. Chun YH, Paik JS, Oh JH, et al. Association between pterygium, sun exposure, and serum 25-hydroxyvitamin in a nationally representative sample of Korean adults [J]. Lipids in Health and Disease, 2018, 17 (1): 260.

23. Zhang JD. An investigation of aetiology and heredity of pterygium [J]. Acta Ophthalmologica, 1987, 65 (4): 413-416.

24. Hilgers, Ch. JH. Pterygium: Its Incidence, Heredity and Etiology [J]. American Journal of Ophthalmology, 1960, 50 (4): 635-644.

25. Ozturk BT, YiLdirim MS, Zamani A, et al. K-ras oncogene mutation in pterygium [J]. Eye, 2017, 31 (3): 491-498.

26. Kau HC, Tsai CC, Hsu WM, et al. Genetic polymorphism of hOGG1 and risk of pterygium in Chinese [J]. Eye, 2004, 18 (6): 635-639.

27. Anguria P, Kitinya J, Ntuli S, et al. The role of heredity in pterygium development [J]. International Journal of Ophthalmology, 2014, 7 (3): 563-573.

第二章　发病机制与组织病理学

第一节　发　病　机　制

迄今为止,翼状胬肉的发病机制尚不完全明确,目前的研究认为翼状胬肉是内因(遗传)和外因(外部环境)共同作用的结果。

一、遗 传 因 素

翼状胬肉具有遗传倾向,文献中也有不少关于翼状胬肉家系的报道。Zhang JD 于 1987 年报道了一个居住在四川省安岳县的翼状胬肉家系,该家系共有三代 11 人患有翼状胬肉,显示为常染色体显性遗传[1]。

P53 是主要的肿瘤抑制因子,在调控细胞周期、凋亡、分化、DNA 修复和保持基因稳定性等方面起着重要作用。Weinstein O 等[2]对 13 例翼状胬肉进行免疫组化检测,结果有 7 例翼状胬肉组织中 P53 过度表达,由此推测翼状胬肉可能是细胞增殖失控的结果。Tan DT 等[3]的研究也发现原发性翼状胬肉和复发性翼状胬肉的上皮组织中有 P53 的异常表达。

既往的研究表明[4,5],环境污染物苯并[a]芘(BaP)是多环芳烃(PAHs)的一种,可以导致 p53 突变,BaP 7,8- 二醇 -9,10- 环氧化物(BPDE)是 BaP 的终末代谢产物,可以攻击脱氧鸟苷形成 BPDE-N2-dG 加合物,导致 p53 突变。目前,对 BaP 等多环芳烃诱导的 DNA 加合物进行评价,是 p53 突变的一种标记。Tung JN 等[6]的研究表明,33% 的翼状胬肉组织中可以发现 BAPD-DNA 加合物,而 BAPD-DNA 加合物的水平又与 *CYP1A1* 的基因多态性有关,*CYP1A1*m2/m2(T/T) 和 *CYP1A1* m1/m2(C/T)基因型的 BAPD-DNA 加合物的水平是 *CYP1A1* m1/m1 (C/C)基因型的 9.675 倍,由此可见,翼状胬肉与基因的多态性也有关系。

此外,翼状胬肉与 *K-ras* 基因突变有关[7],与 *hOGG1 Ser326Cys* 基因多态性也有关[8]。然而,翼状胬肉是何种遗传方式,目前尚不完全明确,有待于进一步研究。

二、紫外线照射学说

导致翼状胬肉发生的光谱波长可能在太阳光谱的 280~315nm 之间,这个波

长称为紫外线 -B（UVB），260nm 左右的紫外光容易被细胞 DNA 吸收。来自颞侧的紫外光经过颞侧角膜折射，穿过前房聚焦在鼻侧角膜缘，使得鼻侧角膜缘的紫外光能量高度聚集，导致产生光生物反应，其靶分子为 DNA。

目前紫外线照射与翼状胬肉之间关系的研究主要集中在以下几个方面：

1. 破坏角膜缘干细胞（LSCs） 研究发现[9]，照射在颞侧角膜缘的光线穿过前房，最终聚焦在鼻侧角膜缘时，光线的强度可以放大 20 倍，从而损伤鼻侧角膜缘的 LSCs 和成纤维细胞，导致翼状胬肉的发生。

2. 氧化应激 紫外线照射可以使组织产生大量的活性氧自由基（即氧化应激），氧自由基可以损伤细胞的 DNA 及蛋白质等，用于评价 DNA 氧化损伤的敏感生物学指标 8- 羟基脱氧鸟苷（8-OHDG）在翼状胬肉组织中过度表达，而正常结膜组织较少[10]。Mehmet B 等[11]的研究表明，在翼状胬肉组织中，过氧化氢酶（CAT）、超氧化物歧化酶（SOD）和谷胱甘肽过氧化物酶（GSH-Px）的酶活性较正常结膜组织明显降低，而一氧化氮（NO）和丙二醛（MDA）的水平明显增高。这些研究表明，氧化应激在翼状胬肉的形成中起着重要作用。

3. 激活信号通路 鞘氨醇 1 磷酸酯（S1P）是一种调节细胞活性的脂质，具有调节增殖、迁移和纤维化等重要功能。紫外线照射可以激活 S1P-RhoA 信号通路，上调 S1P 的表达，而翼状胬肉组织中的 S1P 的水平较正常结膜组织明显增高[12]。尿激酶型纤溶酶原激活剂（uPA）是一种丝氨酸，它可以降解细胞外基质（ECM），刺激细胞迁移、增殖和趋化，抑制细胞凋亡和诱导血管生成。Chao SC 等[13]的研究发现，翼状胬肉组织中，uPA 的表达明显升高，而 UVA 可以通过 ERK 和 JNK 信号传导通路上调 uPA 的表达水平。由此可见，紫外线照射可能通过激活信号通路而在翼状胬肉的形成过程中发挥作用。

4. 诱导细胞因子的产生 UVB 可以诱导多种细胞因子和生长因子的产生，包括 IL-1、IL-8、TNF-B、FGF-2、VEGF、HB-EGF、TGF-C 和干细胞因子（SCF）等，这些因子在翼状胬肉组织中的表达水平较高，而它们在血管生成、细胞增殖等过程中起着重要作用[14]。因此，UVB 诱导细胞因子和生长因子的产生，可能是翼状胬肉的发病机制之一。

三、角膜缘干细胞屏障破坏学说

角膜缘干细胞是角膜上皮细胞代谢与再生的来源，正常的角膜缘干细胞是阻止结膜向角膜生长的屏障；一旦此屏障被破坏，增生活跃的结膜成纤维细胞以及新生血管便可向角膜表面生长。角膜缘干细胞位于角膜缘上皮基底层，紫外光长期聚焦在此处，使角膜缘干细胞受损（此现象称为"Coroneo"效应）[15]。

四、细胞增殖及凋亡异常学说

由于翼状胬肉组织中含有大量增生的血管,以及源于成纤维细胞的弹力纤维和胶原纤维,翼状胬肉被认为是一种组织增生性疾病。Liang K 等[16]的研究发现,在翼状胬肉组织中,细胞增殖相关因子 PCNA 和 K$_i$-67 的表达比正常结膜组织明显升高,凋亡相关因子 Bcl-2 和 mP53 的表达也明显升高。哺乳动物雷帕霉素靶蛋白(mammalian target of rapamycin,mTOR)是重要的自噬抑制因子和细胞代谢调节因子。在翼状胬肉组织中,mTOR,特别是 mTORC1 被高度激活,进一步的研究表明,mTORC1 通过负性调节成纤维细胞生长因子受体3(FGFR3)来刺激细胞增殖,通过抑制自噬因子 LC3 和凋亡因子 bcl-2 的表达来抑制凋亡[17]。由此可见,细胞增生和凋亡异常可能在翼状胬肉的发生过程中起着重要作用。

五、细胞因子学说

研究发现翼状胬肉组织中含有大量的炎症因子、生长因子及生长因子受体,并且其与紫外线 -B(UVB)暴露损伤有关,目前研究较多的有如下几种细胞因子。

1. 白细胞介素　主要是白细胞介素 -1(IL-1),白细胞介素 -6(IL-6),白细胞介素 -8(IL-8)。Di Girolamo N 等[18]的研究表明,UVB 可以诱导 IL-6 和 IL-8 产生,而且在翼状胬肉上皮细胞中,IL-6 和 IL-8 均大量表达,它们可以促进血管生成、细胞增殖、组织侵袭以及炎症反应,从而在翼状胬肉的形成过程中发挥重要作用。

2. 肿瘤坏死因子(TNF)　Kria L 等[19]的研究发现,肿瘤坏死因子 -α(TNF-α)在翼状胬肉上皮和基质中表达,可以由 UVB 或者 IL-1 诱导产生,介导大量炎性因子和趋化因子释放,诱导新生血管生成。

3. 血管内皮生长因子(VEGF)　UVB 可以上调 VEGF 的表达水平[20],而在翼状胬肉组织中发现有较高含量的 VEGF 表达水平,这表明 VEGF 可能参与翼状胬肉的增殖及新生血管形成[21,22]。

4. 表皮生长因子受体(EGFR)　EGFR 家族是一类与增殖相关的受体,该家族包括 EGFR、ErbB-2、ErbB-3 和 ErbB-4。研究表明[23],EGFR、ErbB-2 和 ErbB-3 在正常结膜组织中仅在浅层细胞表达,而在翼状胬肉组织全层均过度表达,说明翼状胬肉是一种增殖性疾病。

5. 碱性成纤维细胞生长因子(b-FGF)　b-FGF 具有较强的促进新生血管形成作用,在翼状胬肉上皮细胞、基质成纤维细胞、血管内皮细胞中均有明显的 b-FGF 表达[19],而在复发性翼状胬肉的成纤维细胞培养中表达更高[24],UVB 可以上调 b-FGF 的表达水平[25],这表明 b-FGF 可能参与翼状胬肉的形成和发展。

此外,文献中还在翼状胬肉组织中检测出了肝素结合表皮生长因子(HB-EGF)[26]、转化生长因子β(TGF-β)[19]和血小板源性生长因子(PDGF)[19],这些生长因子在血管生成、细胞增殖等过程中发挥着重要作用,因此,它们的激活可能与翼状胬肉的发生有关。

六、细胞外基质重塑学说

翼状胬肉可导致细胞外基质的重塑,包括弹性纤维变性和角膜前弹力层的破坏,在此过程中,基质金属蛋白酶(MMPs)起到重要作用,该酶类是一组依赖活性金属锌离子,并以细胞外基质成分为水解底物的复杂蛋白酶家族,参与细胞外基质的破坏和重塑。研究发现在翼状胬肉头部的成纤维细胞中 MMP-1 和 MMP-3 的含量高于体部球结膜和正常结膜,说明细胞外基质的重塑可能是翼状胬肉生长并具有侵袭性的原因[27]。

第二节 组织病理学

解剖学上原发性翼状胬肉分为头部、颈部和体部,头部是位于角膜表面的部分,颈部在角膜缘,体部位于巩膜上方。翼状胬肉在组织病理学上的改变主要包括:

(1)上皮细胞层发生类似于萎缩的结膜上皮的改变:结膜上皮细胞越过角膜缘,覆盖在增厚、肥大及变性的翼状胬肉结缔组织层之上。

(2)上皮下成纤维细胞异常增生:异常的胶原组织聚集成涡状和纤维状,与弹性组织相似,并呈嗜碱性,称为弹力纤维变性;大量的新生血管分散在粗大的胶原纤维之间,为变性组织提供血供。

(3)胬肉体部与其下的 Tenon 囊融合:但是这种融合并不累及浅层巩膜组织,所以,临床上发现多数翼状胬肉的体部活动良好,并不会与巩膜粘连。

(4)角膜缘的胬肉颈部和角、巩膜缘粘连:角巩膜缘因无 Tenon 囊,翼状胬肉颈部在角巩膜缘与其下的浅层巩膜组织紧密粘连,术中探针难以将其分离通过,这一特征也是原发性与假性翼状胬肉的鉴别要点之一[28]。

(5)胬肉头部位于前弹力层与角膜上皮基底膜之间:翼状胬肉头部侵入前弹力层与角膜上皮基底膜之间的界面内,在胬肉头部的前部有一行成纤维细胞,胬肉头部即沿其方向侵袭角膜组织;在侵袭过程中,前弹力层被成纤维细胞推向后方,并最后断裂,进而纤维血管组织长入到角膜基质浅层,以使胬肉头部可以牢固地与角膜组织粘接在一起[28]。

(6)病理学上翼状胬肉由变性的、嗜碱性、弹性纤维染色强阳性的上皮下纤维组织构成:Hogan 和 Alvarado 发现[29],翼状胬肉当中有些纤维组织对弹性蛋白酶敏感,有些则不然,因此,推测对弹性蛋白酶有抵抗力的原因在于纤维胶原的变性。

(7) 翼状胬肉形态与组织病理学的关系:Safi H 等[30]的研究发现,翼状胬肉的充血程度与血管密度有关,而与其他组织病理学指标无关,翼状胬肉的肥厚程度与间质纤维变有关,而与其他组织病理学指标无关,翼状胬肉超过角膜缘的大小与血管密度有关,而与间质弹性变无关。

(8) 原发性翼状胬肉和复发性翼状胬肉的组织病理学无明显区别:Nuhoglu F 等[31]对 90 例原发性翼状胬肉和 11 例复发性翼状胬肉进行研究发现,原发性翼状胬肉和复发性翼状胬肉的炎症程度、血管化程度和纤维蛋白样变性程度并无明显差异。在 90 例原发性翼状胬肉中,有 7 例复发,没有复发的 83 例和复发的 7 例之间的组织病理学也没有差异。在 11 例复发性翼状胬肉中,有 2 例再次复发,而没有再次复发的 9 例和再次复发的 2 例在组织病理学上也没有差异。因此,翼状胬肉的组织病理学与复发也没有明显关系。

(李绍伟 李宽舒)

参 考 文 献

1. Zhang JD. An investigation of aetiology and heredity of pterygium [J]. Acta Ophthalmologica, 1987, 65 (4): 413-416.

2. Weinstein O, Rosenthal G, Zirkin H, et al. Overexpression of p53 tumor suppressor gene in pterygia [J]. EYE, 2002, 16 (5): 619-621.

3. Tan DT, Lim AS, Goh HS, et al. Abnormal Expression of the p53 Tumor Suppressor Gene in the Conjunctiva of Patients With Pterygium [J]. American Journal of Ophthalmology, 1997, 123 (3): 404-405.

4. Kuo CY, Cheng YW, Chen CY, et al. Correlation between the Amounts of Polycyclic Aromatic Hydrocarbons and Mutagenicity of Airborne Particulate Samples from Taichung City, Taiwan [J]. Environmental Research, 1998, 78 (1): 43-49.

5. Hussain SP, Amstad P, Raja K, et al. Mutability of p53 hotspot codons to benzo (a) pyrene diol epoxide (BPDE) and the frequency of p53 mutations in nontumorous human lung [J]. Cancer Research, 2001, 61 (17): 6350-6355.

6. Tung JN, Wu HH, Chiang CC, et al. An association between BPDE-like DNA adduct levels and CYP1A1 and GSTM1 polymorphisma in pterygium [J]. Molecular vision, 2010, 16: 623-629.

7. Ozturk BT, YiLdirim MS, Zamani A, et al. K-ras oncogene mutation in pterygium [J]. Eye, 2017, 31 (3): 491-498.

8. Kau HC, Tsai CC, Hsu WM, et al. Genetic polymorphism of hOGG1 and risk of pterygium in Chinese [J]. Eye, 2004, 18 (6): 635-639.

9. Zhou W, Zhu Y, Zhang B, et al. The role of ultraviolet radiation in the pathogenesis of pterygia (Review) [J]. Molecular Medicine Reports, 2016, 14 (1): 3-15.

10. Perra MT, Maxia C, Corbu A, et al. Oxidative stress in pterygium: Relationship between p53

and 8-hydroxydeoxyguanosine [J]. Molecular vision, 2006, 12: 1136-1142.

11. Mehmet B, Semsettin S, Fatih MM, et al. Investigation of Oxidative stress in pterygium tissue [J]. Mol Vis, 2011, 17: 443-447.

12. Nozomi I, Megumi H, Takashi F, et al. Activation of the Sphingosine 1 Phosphate-Rho pathway in pterygium and in Ultraviolet-Irradiated Normal Conjunctiva [J]. Int J Mol Sci, 2019, 20 (19): 4670.

13. Chao SC, Hu DN, Yang PY, et al. Ultraviolet-A irradiation upregulated urokinase-type plasminogen activator in pterygium fibroblasts through ERK and JNK pathways [J]. Invest Ophthalmol Vis Sci, 2013, 54 (2): 999-1007.

14. Chui J, Girolamo ND, Wakefield D, et al. The pathogenesis of pterygium: current concepts and their therapeutic implications [J]. Ocular Surface, 2008, 6 (1): 24-43.

15. Coroneo MT, Di Girolamo N, Wakefield D. The pathogenesis of pterygia [J]. Current Opinion in Opthalmology, 1999, 10 (4): 282-288.

16. Liang K, Jiang Z, Ding BQ, et al. Expression of cell proliferation and apoptosis biomarkers in pterygia and normal conjunctiva [J]. Molecular Vision, 2011, 17: 1687-1693.

17. Liu Y, Xu H, An M. mTORC1 regulates apoptosis and cell proliferation in pterygium via targeting autophagy and FGFR3 [J]. Scientific Reports, 2017, 7: 7339.

18. Di Girolamo N, Kumar R K, Coroneo M T, et al. UVB-mediated induction of interleukin-6 and-8 in pterygia and cultured human pterygium epithelial cells [J]. Invest Ophthalmol Vis Sci, 2002, 43 (11): 3430-3437.

19. Kria L, Ohira A, Amemiya T. Immunohistochemical localization of basic fibroblast growth factor, platelet derived growth factor, transforming growth factor-β and tumor necrosis factor-α in the pterygium [J]. Acta Histochemica, 1996, 98 (2): 195-201.

20. Blaudschun R, Sunderkötter C, Brenneisen P, et al. Vascular endothelial growth factor causally contributes to the angiogenic response upon ultraviolet B irradiation [J]. British Journal of Dermatology, 2002, 146 (4): 581-587.

21. Lee DH, Cho HJ, Kim JT, et al. Expression of Vascular Endothelial Growth Factor and Inducible Nitric Oxide Synthase in Pterygia [J]. Cornea, 2001, 20 (7): 738-742.

22. Marcovich AL, Morad Y, Sandbank J, et al. Angiogenesis in pterygium: Morphometric and immunohistochemical study [J]. Current Eye Research, 2009, 25 (1): 17-22.

23. Liu Z, Xie Y, Zhang M. Overexpression of type I growth factor receptors in pterygium [J]. Chinese medical journal, 2002, 115 (3): 418-421.

24. Kria L, Ohira A, Amemiya T. Growth factors in cultured pterygium fibroblasts: immunohistochemical and ELISA analysis [J]. Graefe's Archive for Clinical and Experimental Ophthalmology, 1998, 236 (9): 702-708.

25. Ley RD, Miska KB, Kusewitt DF. Photoreactivation of ultraviolet radiation-induced basic fibroblast growth factor (bFGF) and the role of bFGF in corneal lesion formation in Monodelphis domestica [J]. Environ Mol Mutagen, 2001, 38 (2-3): 175-179.

26. Nolan TM, Digirolamo N, Sachdev NH, et al. The Role of Ultraviolet Irradiation and Heparin-Binding Epidermal Growth Factor-Like Growth Factor in the Pathogenesis of Pterygium [J]. American Journal of Pathology, 2003, 162 (2): 567-574.

27. Li DQ, Lee SB, Gunja-Smith Z, et al. Overexpression of collagenase (MMP-1) and stromelysin (MMP-3) by pterygium head fibroblasts [J]. Archives of Ophthalmology, 2001, 119 (1): 71-80.

28. Foster CS, Azar DT, Dohlman CH. 角膜理论基础与临床实践 . 李莹主译 . 天津 : 天津科技翻译出版有限公司 , 2007.

29. Hogan M J, Alvarado J. Pterygium and Pinguecula: Electron Microscopic Study [J]. Archives of Ophthalmology, 1967, 78 (2): 174-186.

30. Safi H, Kheirkhah A, Mahbod M, et al. Correlations Between Histopathologic Changes and Clinical Features in Pterygia [J]. Journal of Ophthalmic & Vision Research, 2016, 11 (2): 153-158.

31. Nuhoglu F, Turna F, Uyar M, et al. Is There a Relation between Histopathologic Characteristics of Pterygium and Recurrence Rates？ [J]. European Journal of Ophthalmology, 2013, 23 (3): 303-308.

第二篇　临床篇

第三章　翼状胬肉的临床特征与诊治

根据翼状胬肉发病机理与原因,临床上将翼状胬肉分为三类:

- 原发性翼状胬肉(又称为真性翼状胬肉)
- 复发性翼状胬肉
- 假性翼状胬肉

原发性翼状胬肉确切病因不明,多数学者认为与紫外光照射相关,部分有家族遗传。复发性翼状胬肉由原发性翼状胬肉手术后再次长入角膜缘内而成。假性翼状胬肉因外伤或炎症或免疫系统疾病并发而致,并非真性翼状胬肉。

第一节　原发性翼状胬肉临床特征

一、症　　状

1. 异物感　眼内感觉有沙粒摩擦,为干眼症状。由于翼状胬肉患者常年受到紫外线照射、风沙袭扰、病灶角、结膜面翼状胬肉隆起引起泪液循环受阻和睑板腺功能障碍(meibomian gland dysfunction,MGD)。如图 3-1-1 所示,A 图显示翼状胬肉突出于角膜面导致泪液动力学异常;B 图显示该患者重度 MGD 引起泪膜脂质异常;该患者出现混合型干眼症状,即脂质异常型和泪液动力学异常型干眼。

2. 干涩感、瘙痒感　原发性翼状胬肉患者均有明显干眼症状,除上述原因外部分患者同时患有睫毛毛囊蠕形螨,毛囊蠕形螨加重干眼并导致眼部瘙痒,有资料显示睫毛毛囊蠕形螨是翼状胬肉手术后复发的原因之一(图 3-1-2)。

3. 眼红、眼球活动受限　活动期翼状胬肉因为眼干导致角、结膜上皮细胞及胬肉病灶区球结膜非感染性炎症反应,出现眼红,部分患者因胬肉过大导致泪阜被牵扯而出现睑球粘连,眼球向病灶对侧转动受限,影响患者生活质量(图 3-1-3)。

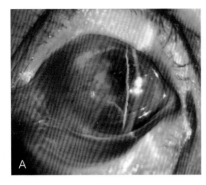
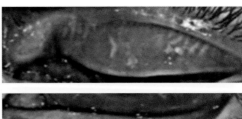
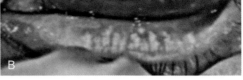

图 3-1-1 翼状胬肉合并 MGD

A. 该患者翼状胬肉隆起突出于角、结膜面,影响泪液排泄,造成泪液动力学异常,后部睑缘的上、下睑板腺管口全部阻塞;B. 睑板腺成像显示睑板腺丢失大于 2/3,为重度 MGD

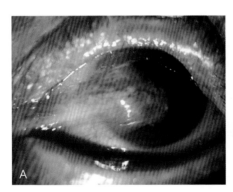
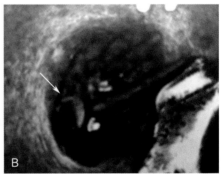

图 3-1-2 翼状胬肉合并睫毛毛囊蠕形螨

A. 该患者除混合性干眼外,上睑前部睑缘睫毛根部鳞屑状分泌物,后部睑缘的上、下睑板腺管口阻塞大于 2/3,少量开放睑板腺口为脂帽及脂栓,睑脂混浊;B. 激光共聚焦显微镜查到睫毛毛囊内有大量蠕形螨(白箭头所示)

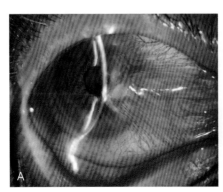
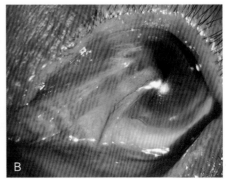

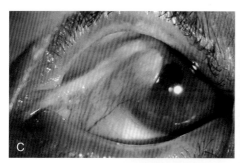
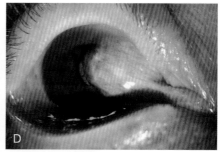
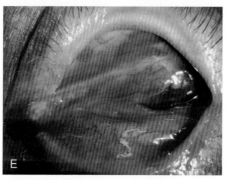

图 3-1-3 部分原发性翼状胬肉可出现眼红及眼球活动受限
A.活动期翼状胬肉:活动期翼状胬肉结膜充血出现非感染性炎症,需要控制炎症后方可进行翼状胬肉手术;B.睑球粘连:部分原发性翼状胬肉泪阜结膜与角膜粘连,眼球向颞侧转动受限;C.原发性翼状胬肉泪阜结膜与上方角膜粘连;D.原发性翼状胬肉泪阜结膜与角膜粘连,眼球向颞侧转动受限;E.原发性翼状胬肉泪阜结膜与角膜粘连,眼球运动受限

4. 视力下降 翼状胬肉侵入角膜可引起角膜水平经线变平导致角膜散光,表现为视力模糊或视力减退,较大的翼状胬肉可以产生高达 1.5D 角膜顺规散光[1]。胬肉未覆盖瞳孔区的散光可以试行屈光矫正。当翼状胬肉接近瞳孔或覆盖瞳孔时会有明显的视力减退,此时屈光矫正或无明显视力提高(图 3-1-4)。

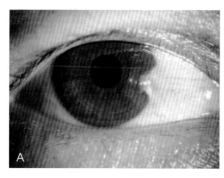
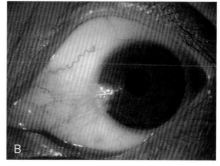

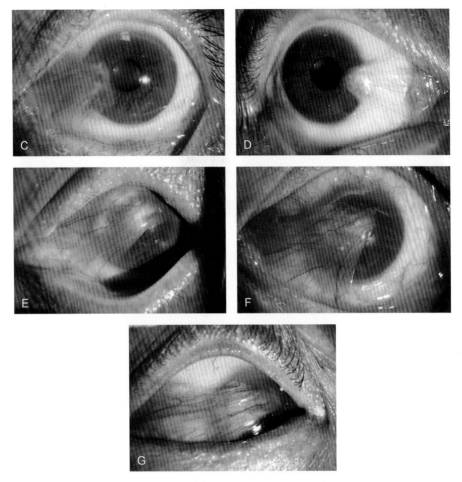

图 3-1-4　不同大小胬肉对视力的影响

A. 较小的翼状胬肉对视力影响不大,该患者裸眼视力 1.2,轻度散光,无症状可以不矫正散光;
B. 较小的翼状胬肉对视力影响不大,该患者裸眼视力 1.0,轻度散光。但要求手术改善外观,患者 32 岁,有家族遗传史,术后复发风险高,应该请有翼状胬肉手术经验的上级医生实施手术;
C. 胬肉达到或接近瞳孔时可以影响视力,该患者裸眼视力 0.8,顺规散光 1.25D,矫正视力 1.2 ;
D. 翼状胬肉达到或接近瞳孔时可以影响视力,该患者裸眼视力 0.8,散光 1.5D,矫正视力 1.5 ;E. 巨大翼状胬肉覆盖瞳孔,导致患者失明,该患者视力为眼前手动;F. 巨大翼状胬肉覆盖瞳孔,导致患者失明,该患者为眼前手动;G. 巨大翼状胬肉覆盖瞳孔,导致患者失明,该患者视力为眼前指数

5. 畏光、流泪　这些症状的根源仍然是干眼,需要注意的是原发性翼状胬肉除伴有睑板腺功能障碍和泪液动力学异常外,泪道系统的阻塞或狭窄也可能导致流泪,需要行泪道冲洗明确是否有泪道系统问题。同时,MGD 所致脂质异常型干眼的治疗也应该在术前与患者进行沟通,让其对手术后干眼的治疗和用药有思想准备,有助于术后减轻干眼症状,达到舒适用眼。

6. 影响外观　即使是较小的翼状胬肉也能引起外观瑕疵,中、重度翼状胬肉对眼部美观影响更加明显(图 3-1-5)。

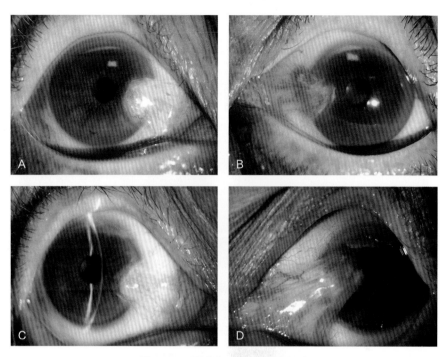

图 3-1-5　翼状胬肉对外观的影响

A、B.患者 42 岁,双侧翼状胬肉,认为严重影响自己的外观,对就业和婚姻造成影响;C.患者 51 岁,认为翼状胬肉影响他外出打工,要求手术改善容貌;D.患者 61 岁,因要随儿子去上海,认为外观不美要求手术

二、体　　征

1. 角膜散光　到达角膜缘内 3mm 以上的原发性翼状胬肉可以引起角膜水平子午线的角膜曲率变得平坦而产生较高的角膜顺规散光,合并白内障的患者在计算人工晶状体时会因为角膜散光而影响其测量准确性,因此白内障手术前如有翼状胬肉应先行翼状胬肉手术(图 4-1-9,图 4-1-10)。

2. 充血　活动期翼状胬肉常常有明显的胬肉病灶区球结膜充血,白色丝状分泌物(图 3-1-6)。

3. 结膜膜状新生物长入角膜缘内　原发性翼状胬肉常常生长在鼻侧或颞侧睑裂区,呈水平方向向瞳孔区或瞳孔区上、下方向生长[2]。病程较长的翼状胬肉可以导致头部附着区角膜基质变性,少数原发性翼状胬肉头部、颈部或体部可见结膜囊肿(图 3-1-10,图 3-1-16)。

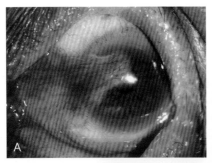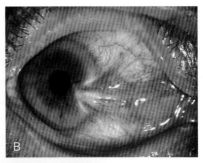

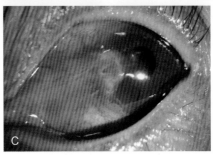

图 3-1-6　原发性翼状胬肉可导致不同程度的局部结膜充血
A. 原发性翼状胬肉充血,表现为眼红,流泪,迎风加重;B. 原发性翼状胬肉充血,
表现为眼红,流泪,迎风加重;C. 原发性翼状胬肉充血,表现为眼红,流泪

三、生长及分期特征

原发性翼状胬肉呈现为三角形的肉质生长物,因其形状与鸟类翅膀相似而得名。解剖学通常将原发性翼状胬肉分为头部、颈部和体部(图 3-1-7)。头部位于角膜表面,侵入角膜前弹力层与上皮基底膜之间;颈部位于角膜缘,由于其下方没有 Tenon 囊,常常直接与浅层巩膜粘连;体部胬肉与其下方的 Tenon 囊融合,但不侵犯浅层巩膜[1]。

部分翼状胬肉头部顶端近瞳孔区角膜可见局部浅层灰白色小岛样钙质沉着,手术时可以完整揭除(图 3-1-8)。另一些翼状胬肉头部顶端可见位于前弹力层的棕褐色含铁色素沉着线,称 Stocker 线,是胬

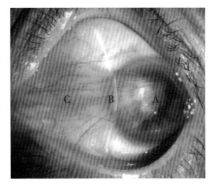

图 3-1-7　翼状胬肉分区
A 区为胬肉头部:位于角膜前弹力层与上皮基底膜之间的部分;B 区为胬肉颈部:是胬肉在角膜缘的部分,因下方无 Tenon 囊而与角膜缘紧密黏附,探针不能通过;C 区为胬肉体部:是位于巩膜上方的部分,体部胬肉与 Tenon 囊紧密融合,但不侵犯巩膜,手术时体部胬肉很容易从巩膜面剥离

肉顶部角膜前缘形成的泪液池,池内铁质沉着形成[1]。手术时需要仔细剥离(图 3-1-9)。

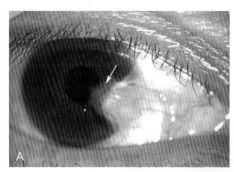
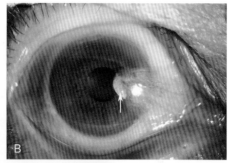
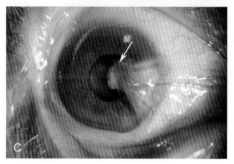

图 3-1-8　A~C. 翼状胬肉头部灰色小岛样浸润 (白箭头所示),
为胬肉头部侵入角膜与基底膜融合而成

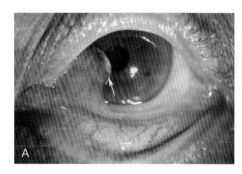
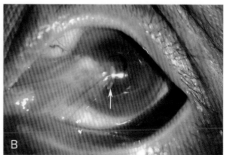

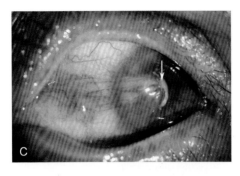

图 3-1-9 A~C. Stocker 线:为胬肉头部角膜前缘的泪液池内铁质沉着形成(白箭头所示),多见于老年患者,有 Stocker 线者翼状胬肉常常处于静止期,手术时需要耐心剥离

　　病程较长或老年环过宽的胬肉头部附着处有时可见到与老年环相连的白色角膜深基质变性,也有胬肉附着处的角膜深基质局部变性,手术不能除去,术前需要与患者及家属详细说明情况,取得患者和家属理解的前提下方能实行翼状胬肉手术(图 3-1-10)。

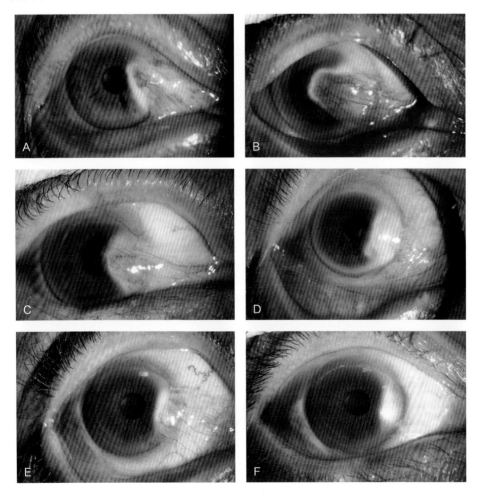

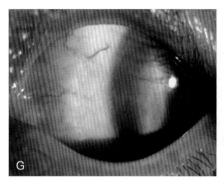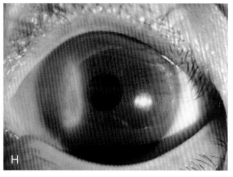

图 3-1-10　胬肉附着处可出现其下角膜基质变性混浊

A. 胬肉附着处角膜深基质变性手术不能切除此处白色变性角膜,若位于角膜中央仍然影响视力,手术前需要向患者及家属说明;B. 翼状胬肉附着处角膜基质变性,病变位于瞳孔区,常规翼状胬肉手术时不能切除角膜变性组织,术后此处角膜白斑仍然影响视力,手术评估时需要向患者及家属说明;C. 胬肉附着处角膜基质变性,手术不能切除此处白色变性角膜;D. 胬肉附着处角膜基质变性,周边与老年环相延续,手术不能切除变性角膜组织;E. 翼状胬肉头部附着处伴有角膜基质变性,术前与患者及家属充分沟通,交代角膜基质变性不能切除,只切除翼状胬肉,患者与家属充分理解;F. E 图患者翼状胬肉术后角膜基质变性仍然存在,表示理解,对手术非常满意;G. 原发性翼状胬肉术后角膜基质变性遗留角膜白斑,术前需要与患者及家属沟通好;H. 该患者基质变性接达瞳孔缘,术后仍然有外观瑕疵,视力亦无改善

（一）生长特点

1. 一般生长特点　原发性翼状胬肉多生长在鼻侧水平线及水平线上下,累及单眼,但双眼患病也常见,程度不一。鼻侧翼状胬肉是最常见的类型,占翼状胬肉的 60%(见图 3-1-7);颞侧翼状胬肉占 20% 左右(图 3-1-11)。同一眼出现鼻侧和颞侧翼状胬肉者称为"双重胬肉"(图 3-1-12)。双眼翼状胬肉称为"双侧胬肉"[1](图 3-1-13)或"双侧双重翼状胬肉"(图 3-1-14)。一些翼状胬肉会有 2 个或 2 个以上头部,我们将其称为"双头翼状胬肉"或"多头翼状胬肉"(图 3-1-15)。

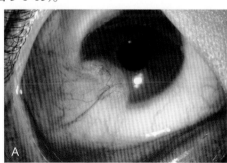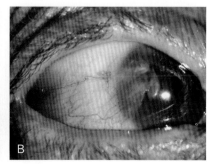

图 3-1-11　颞侧翼状胬肉

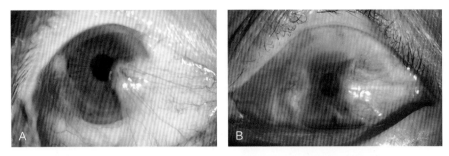

图 3-1-12　A、B. 双重翼状胬肉：同一眼鼻侧和颞侧同时生长翼状胬肉

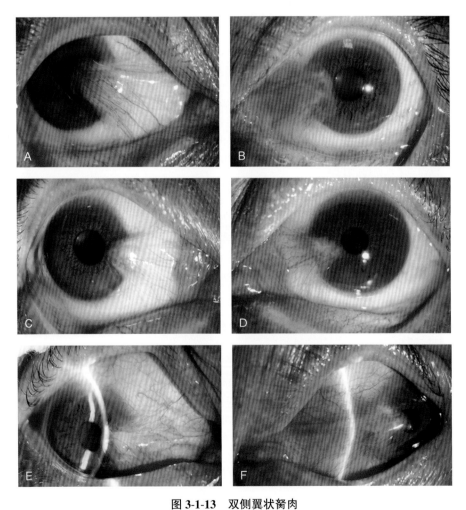

图 3-1-13　双侧翼状胬肉
A、B. 同一患者双眼同时生长胬肉；C、D. 同一患者双眼同时生长胬肉；
E、F. 同一患者双眼同时生长胬肉

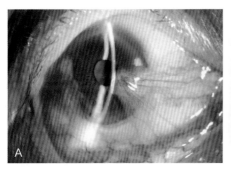
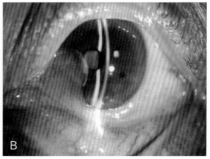

图 3-1-14　双侧双重胬肉
同一患者双眼同时生长双侧和右眼双重翼状胬肉

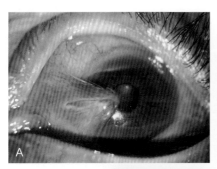
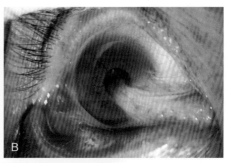
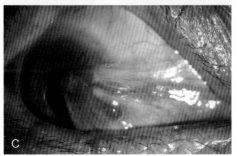

图 3-1-15　双头或多头胬肉
A. 双头胬肉:同一翼状胬肉有 2 个胬肉头,手术时角膜创面难以清理;B. 多头胬肉:同一翼状胬肉有 3 个胬肉头,手术时角膜创面可能残留极少量残存组织,手术前需要向患者说明,初学者不宜选择这类胬肉;C. 多头胬肉:同一翼状胬肉有 4 个胬肉头,手术时角膜创面叮能残留极少量组织,手术前需要向患者说明,初学者不宜选择这类胬肉

　　少数原发性翼状胬肉内部有一些与上皮细胞并排的管状腺体及较大空间,可以引起翼状胬肉结膜囊肿(图 3-1-16),手术后应将切下的囊肿包膜送病理检查,多为良性。

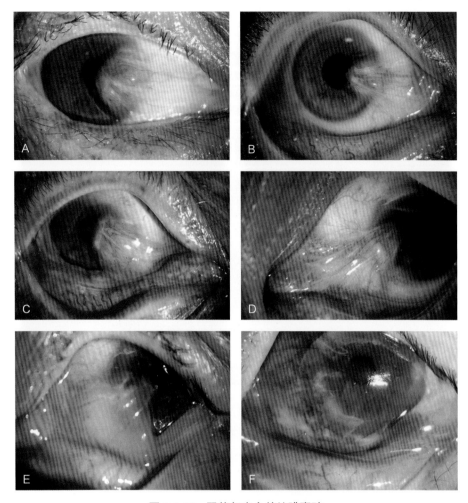

图 3-1-16 翼状胬肉合并结膜囊肿

A. 原发性翼状胬肉头部多个结膜囊肿,手术时应连同翼状胬肉一并切除,囊肿做病理检查,一般为良性;B. 翼状胬肉颈部单个结膜小囊肿;C. 翼状胬肉颈部单个结膜大囊肿;D. 翼状胬肉颈部结膜囊肿,手术时连同翼状胬肉一并切除,并做病理检查;E. 累及翼状胬肉头、颈、体部的结膜巨大囊肿,手术时连同翼状胬肉一并切除,并做病理检查;F. E 图患者翼状胬肉并巨大囊肿术后第二天

2. 水平生长型翼状胬肉的特点 属于原发性翼状胬肉,因其生长方式为沿角膜上皮下前行,不侵入角膜基质层,手术时只需提起翼状胬肉头部便能将胬肉完整从角膜面剥离,角膜创面平整光滑,引起角膜散光小,适合初学者选择进行手术(图 3-1-17)。

水平生长型翼状胬肉有如下特点:胬肉顶端常有白色小岛样钙块;胬肉多处于静止期;多见于病程较长的老年患者,外观类似于翼状胬肉附着于角膜上皮下。

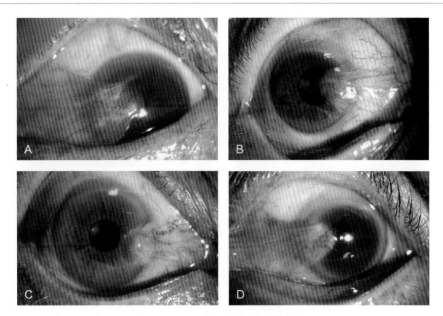

图 3-1-17　水平生长型翼状胬肉
A~D. 胬肉头部附着于角膜上皮,处于静止期,适合初学者手术

3. 浸润生长型翼状胬肉　和水平生长型翼状胬肉一样,浸润生长型翼状胬肉也属于原发性翼状胬肉,因其生长方式为胬肉头部突破角膜前弹力层或向浅基质层浸润,手术剥离翼状胬肉头部时不能彻底清除干净,角膜面不仅有凹凸不平的胬肉浸润界面,即使使用小圆刀片或打磨器具也难彻底清除浸入基质的胬肉残体,给手术者尤其是初学者带来困扰。

经验不足的手术医生为了切除胬肉残体常常损伤角膜基质,导致术后角膜上皮延迟愈合或基质溶解穿孔,需要格外注意。若角膜周边少量翼状胬肉残体存留并不影响瞳孔视轴区时可以不必处理(图 3-1-18)。

浸润生长型翼状胬肉有如下特点:胬肉头部宽大并浸入角膜基质;多为青壮年患者,常常在翼状胬肉的活动期,初学者尽量避免选择浸润生长型翼状胬肉做手术。

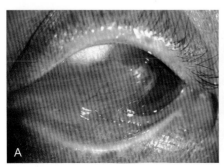
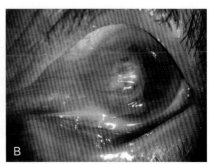

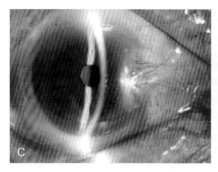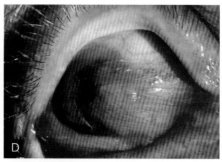

图 3-1-18　浸润生长型翼状胬肉

A. 胬肉头部宽大并浸入角膜基质,胬肉处于活动期,充血严重,需要抗炎治疗后再手术,手术容易残留胬肉残体,角膜面也可能不平整;B. 胬肉头部宽大并浸入角膜基质,已行抗炎治疗3天,术中容易残留胬肉残体,角膜面也可能不平整,不宜初学者选择;C. 胬肉头部宽大并浸入角膜基质;D. 胬肉头部宽大并浸入角膜基质

(二)分期特征

原发性翼状胬肉分为活动期(即进行性)、静止期(即静止性)和退行期(即退行性)三类[1]。

1. 活动期翼状胬肉　进行性翼状胬肉生长活跃,血管粗大,胬肉肥厚,充血严重,手术前需要抗炎治疗,待炎症控制或炎症消退后手术(图 3-1-19)。

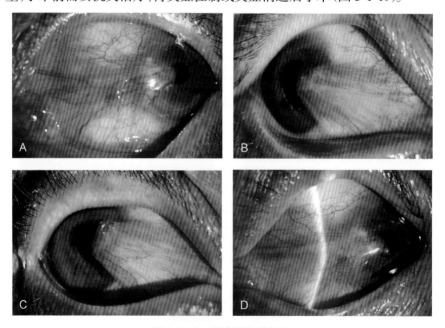

图 3-1-19　活动期翼状胬肉

A~D. 胬肉生长活跃,血管粗大,胬肉肥厚。手术前应使用糖皮质激素抗炎治疗,
等待充血减轻或消退后再手术,可减少术后并发症及复发

2. 静止期翼状胬肉　静止性翼状胬肉头部苍白,血管细小,生长停止,此时适合行翼状胬肉手术(图 3-1-20)。

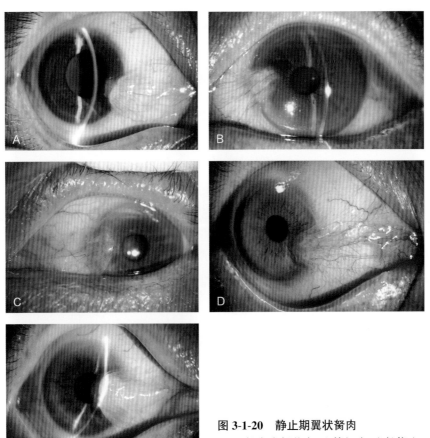

图 3-1-20　静止期翼状胬肉
A~E.胬肉头部苍白,血管细小,生长停止,
为手术最佳时期

3. 退行期翼状胬肉　退行性翼状胬肉体部菲薄,头部苍白,根据患者需求选择合适手术方式(图 3-1-21)。

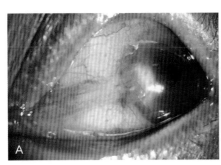
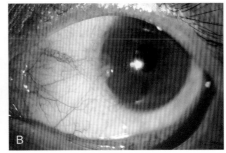

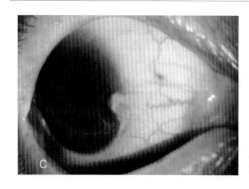

图 3-1-21　退行性翼状胬肉
A~C. 胬肉体部菲薄,头部苍白,可行普通翼状胬肉手术

四、实验室检查

原发性翼状胬肉目前没有血液系统实验室改变证据,但有报道:原发性翼状胬肉患者的结膜囊内可以找到嗜酸性粒细胞增多、印迹细胞改变、泪液渗透压增高、炎症细胞活跃等,这些实际上是干眼指标,可能是因为翼状胬肉导致干眼而出现这些参数变化,并非翼状胬肉本身所致。

五、诊断与鉴别诊断

1. 诊断　原发性翼状胬肉的诊断主要依据:

(1)病史:无或有翼状胬肉家族史,无眼部或全身免疫性疾病史,眼部无外伤史(含化学伤),无眼部感染性疾病病史。可以有较长时间睑裂斑病史。

(2)体征:睑裂区可见不明原因的、无痛性的纤维血管增殖膜形成并逐渐增长,到达角膜面,原发性翼状胬肉体征有如下特点:

①仅生长在 3 点或 9 点睑裂区;

②有明确的头部、颈部和体部;

③颈部与角、巩膜缘区的巩膜粘连,探针无法从下方通过。

2. 鉴别诊断　原发性翼状胬肉需要与下列疾病相鉴别。

(1)睑裂斑:睑裂斑是位于睑裂区球结膜上的淡黄色隆起病灶,不侵犯角膜,多在鼻侧睑裂区。睑裂斑多发生在湖区、海边以及紫外线较强的高海拔地区居民。有资料显示原发性翼状胬肉中有相当一部分由长期睑裂斑向角膜进犯而成。

Zehender 于 1869 年提出睑裂斑是翼状胬肉发生先兆的观点。此学说受到 Fuchs,Parsons 和 Alt 的再次肯定[1],但均没有具体数据证实。睑裂斑的症状与原发性翼状胬肉相同:眼干、眼涩、异物感、眼痒、眼胀,均为干眼表现,较大的睑裂斑也有美观瑕疵(图 3-1-22,图 3-1-23)。

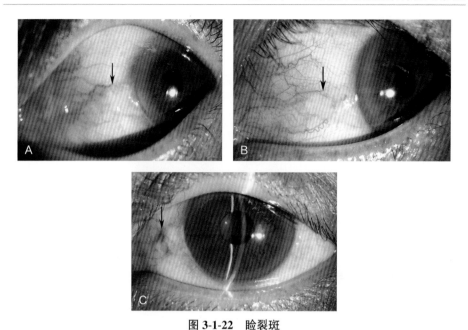

图 3-1-22　睑裂斑

A~C. 睑裂斑是位于鼻侧睑裂区球结膜上的淡黄色隆起病灶(黑箭头所示),不侵犯角膜。

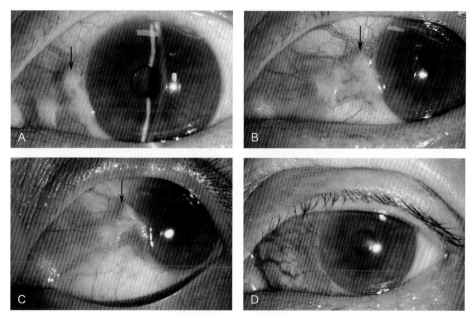

图 3-1-23　一患者由睑裂斑进展为翼状胬肉,并行手术治疗

A、B. 患者 2017 年 10 月 9 日照片,睑裂斑未侵犯角膜(黑箭头所示);C. 2019 年 12 月 2 日该患者复诊时见睑裂斑进入角膜缘内形成原发性翼状胬肉(黑箭头所示),要求手术改善外观;D. 该患者手术后第二天外观

（2）结膜乳头状瘤：位于睑裂区角膜缘的结膜乳头状瘤为淡红色圆形、颗粒状、隆起病灶，较大的结膜乳头状瘤可以覆盖角膜缘附近周边角膜，但不会侵入角膜组织，无原发性翼状胬肉所特有的头部、颈部和体部（图 3-1-24）。

（3）假性翼状胬肉：是眼表炎症的产物，多见于化学伤、热烧伤、机械性外伤、瘢痕性结膜炎、眼表免疫性炎症性疾病（详见第三节）。假性翼状胬肉的特点有：①不像原发性翼状胬肉生长在 3 点或 9 点睑裂区；假性翼状胬肉可以生长在角膜的任何部位；②没有明确的头部、颈部

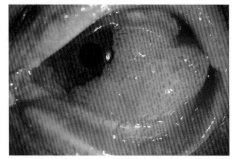

图 3-1-24　结膜乳头状瘤覆盖角膜
病灶隆起呈淡红色颗粒状圆形肿物

和体部；③假性翼状胬肉在角、巩膜缘区不与巩膜粘连，探针可以从下方通过[2]（表 3-1-1）。

表 3-1-1　真性与假性翼状胬肉的鉴别要点

	真性翼状胬肉	假性翼状胬肉
病因	由于物理性刺激或慢性炎症所致	由于角膜边缘溃疡、烧伤、化学伤所致
部位	发生在睑裂间的内、外侧结膜，不同程度地侵犯角膜	发生在角膜缘任何部位
发展情况	逐渐向角膜中心生长，胬肉充血，伴有慢性炎症	胬肉不发展、不充血、无炎症表现
探针检查	胬肉颈部不能被探针通过	胬肉颈部可通过探针

（4）复发性翼状胬肉：是指原发性翼状胬肉经过 1 次或多次手术后翼状胬肉再次长入角膜缘内，按照复发性胬肉侵犯角膜缘内的部位及是否伴有睑球粘连分为：

①轻度复发性翼肉，指复发胬肉达角膜缘内小于 1mm。

②中度复发性翼状胬肉，指复发胬肉达角膜缘内 1~3mm，不伴有睑球粘连。

③重度复发性翼状胬肉，指复发胬肉达角膜缘内大于 3mm，伴有睑球粘连[1]。

第二节　复发性翼状胬肉的临床特征

复发性翼状胬肉是指原发性翼状胬肉切除后，胬肉再生长，其临床特征包括：

1. 为纤维血管组织,组织的弹性差。

2. 多同时浸入角膜基质、浅层巩膜和 Tenon 囊。

3. 形成的瘢痕组织可以累及内直肌肌鞘,上、下眼睑、泪阜组织,导致严重的睑球粘连,限制眼球运动,引起严重复视。

4. 多次复发后常侵入瞳孔区角膜,并覆盖瞳孔可以导致患眼失明,严重影响视功能(图 3-2-1~ 图 3-2-6)。

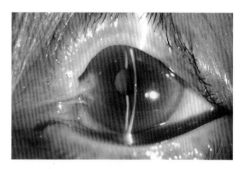

图 3-2-1　复发性翼状胬肉
当地不同医院行三次非显微翼状胬肉手术。再次复发,复发性翼状胬肉鼻侧上睑结膜与角膜粘连,眼球运动障碍,严重复视

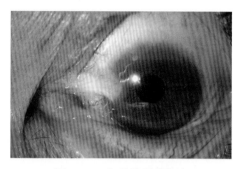

图 3-2-2　复发性翼状胬肉
36 岁患者,该患者在当地乡镇医院行 4 次非显微翼状胬肉手术,再次复发,鼻侧睑球粘连,眼球被固定在鼻侧,运动障碍,严重复视,无法正常工作

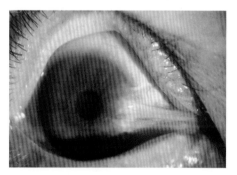

图 3-2-3　该患者经过 3 次非显微翼状胬肉手术仍然复发,复发性翼状胬肉导致睑球粘连,眼球运动障碍,复视

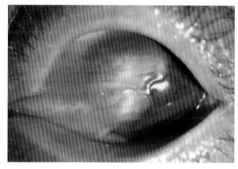

图 3-2-4　复发性翼状胬肉覆盖瞳孔导致失明

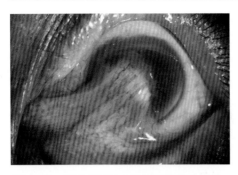 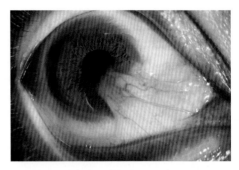

图 3-2-5 该患者经过 2 次复发性胬肉手术, 再次复发的翼状胬肉覆盖瞳孔,视力为手动

图 3-2-6 该患者显微翼状胬肉术后复发,睑球粘连不重,泪阜移位大于 3mm

第三节 假性翼状胬肉的临床特征

假性翼状胬肉是指角膜边缘区的急性损伤,其附近球结膜与角膜病变处发生黏连,形成一条结膜桥带[2](图 3-3-1~ 图 3-3-8)。

一、假性翼状胬肉常见原因

1. 机械性眼外伤未及时正确处理。
2. 边缘性角膜溃疡特别是蚕食性角膜溃疡时。
3. 眼表化学伤并发症。
4. 免疫性眼表疾病所致严重干眼。
5. 感染性眼表疾病所致。

二、假性翼状胬肉的临床特征

1. 假性胬肉不局限于睑裂区,可以发生在角膜的任一子午线上。
2. 在角膜缘处可以用探针从一侧假性胬肉下方进入通过角膜缘到达对侧。
3. 多为单眼。
4. 治疗原发病,假性胬肉可以控制或消退。
5. 化学伤所致假性胬肉常为角膜缘干细胞损伤所致,需要通过眼表重建或干细胞移植并进行分次手术。
6. 机械外伤所致假性胬肉需要根据位置和受损程度,选择合适的手术术式。
7. 假性翼状胬肉并非真性翼状胬肉,因此,常规翼状胬肉的各种手术方式不一定适合假性翼状胬肉。

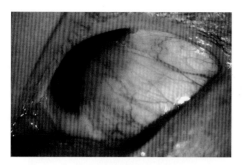

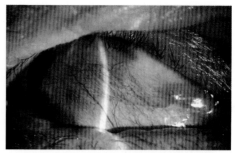

图 3-3-1　化学伤并发假性翼状胬肉
伤后 0.5~1 年,先行角膜缘干细胞移植,根据
术后眼表恢复情况决定下一步治疗

图 3-3-2　化学伤并发假性翼状胬肉
伤后 0.5~1 年,先行角膜缘干细胞移植,根据
术后眼表恢复情况决定下一步治疗

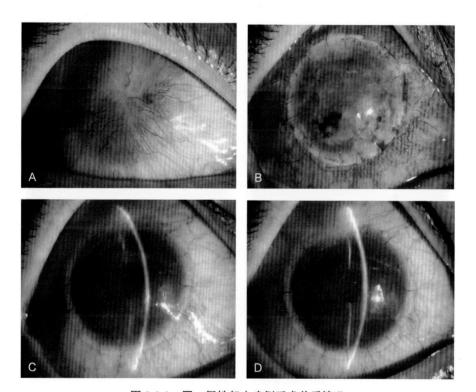

图 3-3-3　同一假性胬肉病例手术前后情况
A. 碱烧伤 2 年,角膜面假性胬肉覆盖,上方睑球粘连,中央白斑;B. 先行带异体角膜缘干细
胞的前板层角膜移植,术后第二天裸眼视力 0.06;C. 术后第 51 天视力 0.25,部分植床新生
血管消退,上皮修复良好;D. 术后第 83 天视力 0.5,大部分植床新生血管消退,上方粘连解
除,眼球运动恢复正常

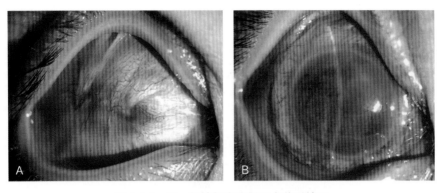

图 3-3-4 同一假性胬肉病例手术前后情况
A. 石灰烧伤并发假性翼状胬肉术前；B. 眼表重建术后第 7 天, 裸眼视力 0.1

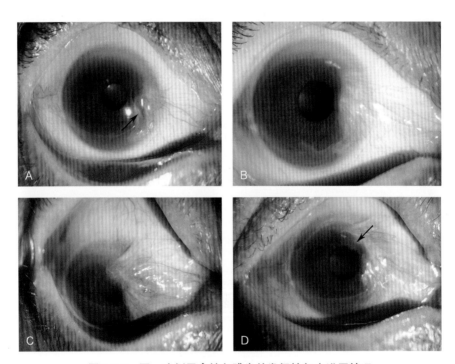

图 3-3-5 同一病例蚕食性角膜炎并发假性胬肉进展情况
A. 可见蚕食凹槽裸露周边病灶被假性胬肉覆盖(2015 年照片)(黑箭头所示), 这类假
性翼状胬肉不宜行常规翼状胬肉手术, 而是以抗免疫治疗为主；B. 假性胬肉覆盖角膜
病凹槽, 极易误诊为原发性翼状胬肉(2016 年照片), 需要详细询问病史；C. 3 年后假性
胬肉出现粘连带, 这类假性胬肉只能继续非手术治疗(2019 年 9 月照片)；D. 2 点位假
性胬肉角膜缘侧蚕食复发(黑箭头所示), 仍然只能继续药物治疗

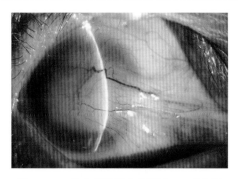

图 3-3-6　单疱病毒性角膜炎（HSK）并发假性翼状胬肉

角膜中央盘状基质混浊,结膜被"拽到"病灶中央,根据内皮细胞形态与计数决定深板层角膜移植或穿透性角膜移植术（PKP）

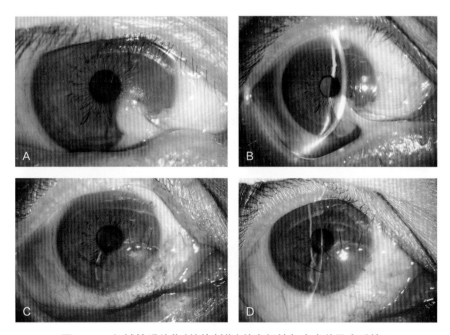

图 3-3-7　机械性眼外伤（竹片刺伤）并发假性胬肉术前及术后情况

A.可见假性胬肉位于5点;B.拉开下睑清晰可见下睑与角膜粘连,眼球运动障碍;C.该病例行部分角膜板层移植术后2周,裸眼视力较术前下降2行,术前需要与患者沟通好,理解后方能手术;D.术后睑球粘连解除,眼球活动恢复正常

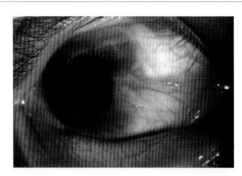

图 3-3-8 Steven-Johnson 并发假性翼状胬肉

患者 17 岁,角膜缘无正常 Vogt 栅栏,以非
手术治疗为主

第四节　翼状胬肉的预防与治疗

一、预　　防

由于翼状胬肉发病的确切原因并不清楚,预防措施便无法确定有效。除家族遗传因素外,根据翼状胬肉流行病学调查发现暴露在紫外线、阳光、高海拔、灰尘、风沙、干燥环境的居民翼状胬肉发病率高,因此减少或限制阳光照射、避免在灰尘、风沙和干燥环境工作,理论上能预防翼状胬肉的发生。

"Gamerron 在澳大利亚发现,5 岁以前即持续戴眼镜的人们中,其翼状胬肉的发病率从平均 15% 减少至 3%。Mackenzie 等发现,未经常戴眼镜的正常人群与经常戴眼镜的人群相比,其发生翼状胬肉的风险高 3 倍。当暴露于太阳光时,戴深色太阳镜的人群对翼状胬肉的防护性比一般人群强 5 倍。这一相关性也同样见于太阳光下戴帽子的情况。Mackenzie 等建议避免暴露于紫外线,特别是 5 岁以前"[1]。有学者认为翼状胬肉的发生发展与过敏性结膜炎、干眼以及结膜免疫性炎症相关,正确治疗和处理上述疾病可以防止翼状胬肉的发生[2]。

二、治　　疗

(一) 非手术治疗

药物治疗原发性翼状胬肉是无效的,但由翼状胬肉引起的眼干、眼涩、异物感、眼红等眼部不适症状可以通过药物缓解。另有文献报道原发性翼状胬肉可能与过敏、免疫学相关,可以使用相关药物延缓其发展,但并无相关数据证明。

1. 抗炎药　翼状胬肉进展期的活动性炎症反应;翼状胬肉高出结膜面所致泪液动力学异常、风沙与紫外线照射导致脂质异常二者形成的混合型干眼引起的炎症反应,均可以通过局部短期使用低浓度糖皮质激素缓解症状,控制炎症。常用药物有:0.5% 氯替泼诺,或 0.1% 氟米龙等。

2. 抗代谢药物　翼状胬肉被定性为增殖性疾病,有学者提倡使用抗代谢药物阻止纤维血管和弹力纤维的增殖,主要药物有丝裂霉素 C(MMC),5- 氟尿嘧啶(5-Fu),平阳霉素等,将药直接注射于翼状胬肉体部,使其萎缩,但局部使用抗代谢药物毒性较大,所引起的并发症难以预料,需要谨慎使用[2]。

3. 人工泪液　翼状胬肉所致干眼常为混合性,多为中度干眼,使用人工泪液联合短期抗炎药物可以暂时缓解干眼症状。

4. 冷冻和激光治疗　使用 –40℃冷冻头直接接触翼状胬肉头部和颈部,使其萎缩,该方法操作简单,副作用少,但不能解决翼状胬肉复发问题。此外对于较小的翼状胬肉可以采用 YAG 激光、CO_2 激光、准分子激光等切除,其原理是使用激光的热效应阻断翼状胬肉的血供,使其萎缩[2]。

5. 抑肽酶　抑肽酶能够明显地抑制由过氧化氢诱导的翼状胬肉成纤维细胞分泌 TNF-α,研究表明,TNF-α 对翼状胬肉的形成和复发起着重要作用,因此,抑肽酶有望成为预防和治疗翼状胬肉的新型药物[2]。

(二)外科治疗(详见第三篇　手术篇)

(王丛香)

参 考 文 献

1. Foster CS, Azar DT, Dohlman CH. 角膜理论基础与临床实践. 李莹, 主译. 天津: 天津科技翻译出版有限公司, 2007: 987-1001.
2. 李风鸣, 谢立信. 中华眼科学. 3 版. 北京: 人民卫生出版社, 2014: 1250-1255.

第三篇　手术篇

第四章　翼状胬肉手术适应证及相关评价

第一节　手术目的与决定手术的主要因素

一、手　术　目　的

1. 改善视力　当翼状胬肉引起明显角膜散光或遮盖瞳孔时,患者会有视物模糊、视力下降甚至失明,严重影响患者的阅读和生活质量,需要行翼状胬肉手术(图 4-1-1,图 4-1-2)

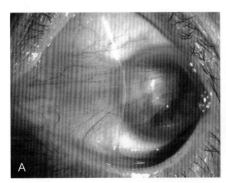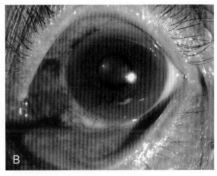

图 4-1-1　巨大翼状胬肉术前及术后情况

A.巨大翼状胬肉覆盖瞳孔致盲,视力为手动 / 眼前;

B.该患者翼状胬肉术后第二天视力恢复到 0.6

2. 改善外观　翼状胬肉位于睑裂区并进入角膜缘内,明显影响外观,翼状胬肉若处于活动期经常眼红,也会因外观不美限制人们的社会活动;随着农民生活水平的提高,农村老年人也对眼部美观提出诉求,因此翼状胬肉手术的美观性也开始被业内专家重视,并作为手术成功的重要指标之一(图 4-1-3~ 图 4-1-5)。

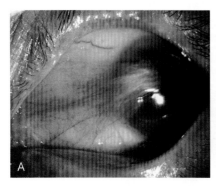
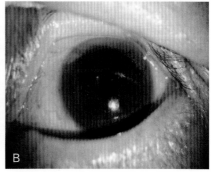

图 4-1-2 翼状胬肉术前及术后情况

A. 翼状胬肉覆盖部分瞳孔,术前裸眼视力 0.2 ;

B. 该患者翼状胬肉术后 1 年 5 个月,裸眼视力维持 1.0

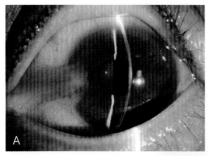
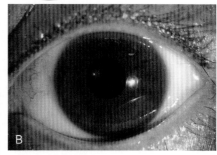

图 4-1-3 翼状胬肉术前及术后情况

A. 37 岁,女性,财务工作者,家族遗传性翼状胬肉,诉外观影响自信,要求手术达到美观;B. 该患者行改良 PERFECT+ 生物羊膜覆盖术后 3 周,结膜伤口无痕,泪阜结膜吻合口无痕,角膜创面无痕,患者十分满意

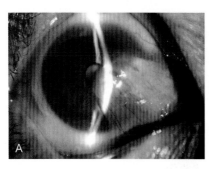
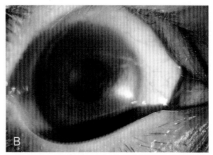

图 4-1-4 翼状胬肉术前及术后情况

A. 患者 52 岁,外出打工应聘时因翼状胬肉被拒之门外,来我院要求手术改善外观;

B. 该患者行改良 PERFECT + 生物羊膜覆盖术后 1 年半,外观明显改善,患者非常满意

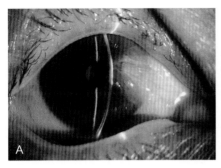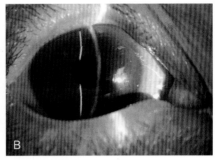

图 4-1-5　翼状胬肉术前及术后情况

A. 35 岁,女性,小学老师,诉上课时学生总是看她这只眼睛,要求手术美容;

B. 该小学老师行改良 PERFECT+ 生物羊膜覆盖术后 1 年 3 个月,患者非常满意

3. 改善眼部不适症状　翼状胬肉引起眼部不适主要原因为混合型干眼;睑球粘连导致眼球运动障碍;免疫性炎症反应;角膜散光所致视力模糊等(图 4-1-6～图 4-1-8)。

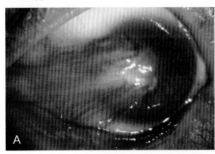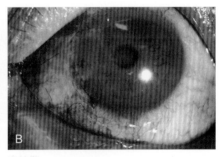

图 4-1-6　原发性翼状胬肉术前及术后情况

A. 患者原发性翼状胬肉伴睑板腺功能障碍(MGD)所致混合型干眼,经常眼红、异物感;

B. 该患者行改良 PERFECT+ 绷带镜覆盖术后第 2 天照片,翼状胬肉切除干净,结膜瓣在位,拆线后 4 周就可以行优化强脉冲光干眼治疗仪(OPT)治疗干眼了

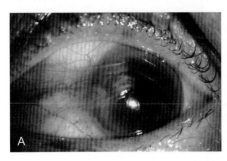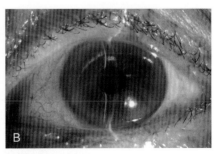

图 4-1-7　翼状胬肉术前及术后情况

A. 患者感觉左眼视力模糊,角膜散光所致视力下降至 0.3;

B. 该患者术后半年,视力恢复到 1.0,非常满意

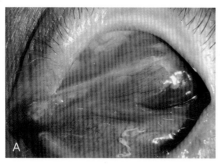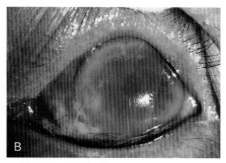

图 4-1-8 翼状胬肉术前及术后情况

A. 患者男性,左眼翼状胬肉致眼球不能外转,视力下降,经常眼红;B. 该患者行改良 PERFECT 联合生物羊膜覆盖术后第二天,睑球粘连解除,角膜创面覆盖羊膜在位

4. 白内障人工晶状体术前为人工晶状体计算提供精确角膜曲率 翼状胬肉不仅因为高出角、结膜表面导致泪液动力学异常型干眼,生长于角膜表面的纤维血管膜可以导致角膜曲率改变,若翼状胬肉患者同时患有白内障时,因角膜曲率异常影响人工晶状体度数的精确计算,即使较小的翼状胬肉也能改变人工晶状体的选择。此外,接近瞳孔区的翼状胬肉还会影响白内障手术医生的视野,因此,白内障手术前通常需要处理翼状胬肉(图 4-1-9,图 4-1-10)。

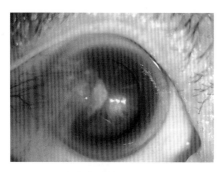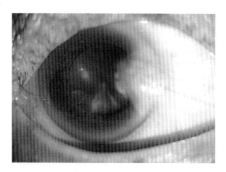

图 4-1-9 该患者翼状胬肉覆盖瞳孔视轴区不仅影响人工晶状体的测算,也影响白内障手术医生的操作

图 4-1-10 该患者翼状胬肉接近瞳孔视轴区,不仅影响人工晶状体的测算,也影响手术医生的操作

5. 为内眼手术提供光学通道 玻璃体、视网膜手术需要透明角膜提供良好的光学通路,角膜缘内 3mm 的翼状胬肉都会影响手术视野,内眼手术前需要处理好翼状胬肉,一般原则是:内眼手术在翼状胬肉手术后 2 周实施;不主张翼状胬肉与内眼手术同时进行,规范的翼状胬肉手术操作能减少术后复发与并发症(图 4-1-11)。

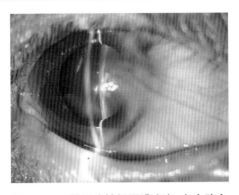

图 4-1-11 糖尿病性视网膜病变、白内障合并原发性翼状胬肉

该患者应先行翼状胬肉手术,术后 2 周行玻璃体切除手术与白内障手术

二、决定手术的主要因素

1. 手术年龄 原发性翼状胬肉多见于中老年人,特别是 40 岁以上的人群,家族遗传性翼状胬肉发病更早,"曾有报道:一家庭中 3 个患者的发病年龄分别在 4 岁、6 岁和 20 岁"[1]。我们记录到的最小年龄为 9 岁。翼状胬肉虽然没有严格手术年龄限制,但我们常常在患者成年后手术,以减少手术后复发和并发症风险,特别是以美容为手术目的时(图 4-1-12)。

2. 翼状胬肉大小 原发性翼状胬肉多大才能手术各家观点不一,由于翼状胬肉手术后复发率高,多数学者认为较小的翼状胬肉、退行性翼状胬肉可以不行手术。但现代人生活水平提高,活动范围增大,对眼部美观需求迅速提升,不仅要求切除很小的翼状胬肉,甚至还未

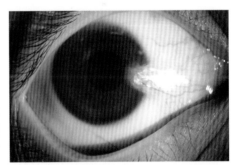

图 4-1-12 患儿男性,我院初诊时 9 岁,其姑姑有类似疾病,但发病年龄在 30 岁

达到角膜缘的睑裂斑,也会成为他们不停寻求医生帮助的原因。因此翼状胬肉的大小并不决策是否手术,常常由患者与手术医生共同商量,权衡利弊后才能决定。

患者提出手术目的,医生要充分评估自己的手术能力能否达到患者的要求,若无把握满足患者需求,应将患者推荐给上级医生。

3. 手术时机 翼状胬肉手术时机选择对避免术后复发、并发症发生十分重要,炎症期行翼状胬肉手术术后反应重,充血消退缓慢,容易复发,并有感染、持

续角膜上皮缺损、炎性肉芽肿等并发症发生可能。不同类型的翼状胬肉手术时机选择不同：

(1)原发性翼状胬肉：进展期翼状胬肉需要控制炎症后再行手术；静止期翼状胬肉可以及时手术；退行期翼状胬肉根据患者愿望酌情选择手术。

(2)复发性翼状胬肉：应当在第一次手术后至少半年或以上再行手术，手术时局部炎症应该完全控制。

(3)假性翼状胬肉：风湿免疫系统疾病所致假性翼状胬肉以药物治疗为主，手术创伤可以刺激或激发免疫反应，从而加重原发疾病甚至导致角膜溶解穿孔，需要谨慎实施。机械伤和化学伤所致假性翼状胬肉需要等待1年以上手术，术式选择需根据病灶范围及深浅决定，常规翼状胬肉手术常常不能达到治疗效果，多选择眼表重建、干细胞移植或板层角膜移植术(见图3-3-3，图3-3-4，图3-3-7)。

(4)有睑缘炎或蠕形螨或中度以上MGD时，需要先行相关治疗，睑缘炎治疗半年以上才能行翼状胬肉手术。蠕形螨需要治疗3个月经过复查证实螨虫减少或控制后才能行翼状胬肉手术，有报道睫毛毛囊蠕形螨是翼状胬肉术后复发的原因之一。单纯MGD相关性干眼可以先手术，术后1个月可以行OPT治疗，也可以做3次OPT后再行翼状胬肉手术。

(5)干眼：轻度干眼可以手术。中度干眼应先行抗炎治疗等待角膜染色消失后手术。重度干眼需要寻找原因，排除风湿免疫系统或结缔组织疾病经系统抗炎治疗至角膜染色消退后手术。极重度干眼谨慎行翼状胬肉手术。

第二节　手术适应证与禁忌证

一、适 应 证

1. 侵犯视轴影响视力。

2. 炎症反复发作导致眼部充血、畏光、流泪、异物感等不适。

3. 引起角膜散光，一般来说翼状胬肉侵入角膜缘内3.5mm就可以导致1.0D或以上的散光，散光不仅降低视力，还会影响视觉质量。

4. 为内眼手术提供优质光学通道，玻璃体切除和白内障手术不仅需要良好的角膜光学界面，而且白内障手术前计算人工晶状体时也需要准确的角膜曲率，这些内眼手术前需要行标准的翼状胬肉手术。

5. 美容要求　小的翼状胬肉也可影响眼部美观，若患者有改善外观需求也可以行翼状胬肉手术。

6. 胬肉形态改变　翼状胬肉如出现囊肿样改变或有出血、病灶角膜浸润时需要手术，并将切除组织送病理检查以明确诊断。

二、禁　忌　证

1. 眼睑异常及睑缘、泪道附属器化脓性炎症者,如眼睑闭合不全、角膜暴露、睑内翻倒睫、溃疡性睑缘炎、急慢性泪囊炎等。

2. 眼部活动性炎症,如急性结膜炎、活动期沙眼、各种类型角膜炎或角膜溃疡、各种类型葡萄膜炎、慢性结膜炎伴黏液性分泌物等。

3. 近期有药物或其他过敏史者暂勿手术。

4. 严重的全身性疾病未控制者。

5. 严重干眼未控制。

6. 复发性胬肉不足 6 个月者。

7. 假性翼状胬肉。

8. 免疫异常者谨慎手术。

第三节　翼状胬肉手术前检查

一、全　身　检　查

1. 血压检查　既往有高血压病史的患者,需待血压控制稳定后再行手术治疗,一般术前要求稳定在 160/90mmHg 以下。

2. 血糖检查　既往有糖尿病者,术前空腹血糖控制在 8.3mmol/L 以下。

3. 血、尿常规检查。

4. 电解质检查(必要时)。

5. 输血 4 项需要常规检查。

6. 长期服用阿司匹林的患者需要检查凝血功能。

7. 肝肾功能检查。

8. 心电图检查。

9. 伴有严重的全身系统性疾病者(如脑梗死、脑出血、心肌梗死、严重心律失常、窦性心动过缓等),需有资质的内科医生或麻醉医师做术前全身状况评估并在病历上记录,方可行手术。

10. ≥ 80 岁,需内科医生会诊认可,方可进行手术。

11. 有风湿免疫系统疾病,且未控制者可能影响伤口愈合,慎行手术。

二、眼局部检查

1. 视力及综合验光。

2. 眼压检查。

3. 常规裂隙灯眼前节检查 眼睑(排除严重的睑内翻倒睫、睑外翻、眼睑闭合不全、角膜暴露、溃疡性睑缘炎)、胬肉(大小、表面结膜张力、泪阜形态)、角膜(全周角膜厚度评估、上皮完整及光滑度评估)、前房深度、前房闪辉、房水细胞。

4. 眼底检查 视力难以矫正提高者,不能以胬肉大小、晶状体混浊程度解释者,需进一步排查眼底疾病。

5. B超检查以便了解眼轴长度,视网膜及玻璃体基本情况。

6. 术眼泪道冲洗检查。

7. 泪膜破裂时间检查。

8. 眼前节照相。

9. 角膜染色检查。

10. 复发性翼状胬肉手术需要行眼前节 OCT 检查了解角膜瘢痕深度。

11. 周边前房小于 1/3 CT,B 超眼轴小于 22mm 时需要行 UBM 检查。

12. 眼球运动情况及配合度检查。

(刘汉生　王丛香)

第四节　翼状胬肉相关评价

一、原发性翼状胬肉的分级

1. 根据翼状胬肉侵入角膜的程度分级 目前翼状胬肉分级没有统一标准,由于翼状胬肉侵入角膜会引起角膜散光,而且侵入角膜的程度与角膜散光成正相关,因此,临床上有按翼状胬肉侵入角膜的程度进行分级的,如下[2,3](表 4-4-1,图 4-4-1~图 4-4-5)。

表 4-4-1　根据翼状胬肉侵入角膜的程度分级

分级	侵入角膜程度
0级	无翼状胬肉
1级	翼状胬肉头部在角膜缘处
2级	翼状胬肉头部在角膜缘和瞳孔缘之间
3级	翼状胬肉头部在瞳孔缘
4级	翼状胬肉头部超过瞳孔缘

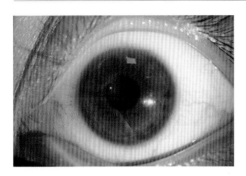

图 4-4-1　0 级:无翼状胬肉

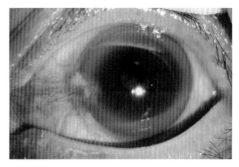

图 4-4-2　1 级:翼状胬肉头部在角膜缘处

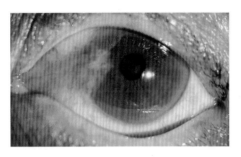

图 4-4-3　2 级:翼状胬肉头部在角膜缘和
瞳孔缘之间

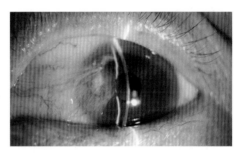

图 4-4-4　3 级:翼状胬肉头部在瞳孔缘

2. 翼状胬肉临床分度　临床中也可将原发性翼状胬肉分为四度:轻度翼状胬肉对应 1 级;中度翼状胬肉对应 2 级;重度翼状胬肉对应 3 级;巨大翼状胬肉对应 4 级。

以上两种方法均为根据翼状胬肉侵入角膜缘内的程度进行分级或分度,并没有对翼状胬肉的充血程度、隆起高度进行评价,因此不能全面反映翼状胬肉的情况。

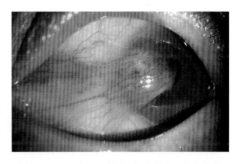

图 4-4-5　4 级:翼状胬肉头部超过瞳孔缘

3. S-V-C-K 分级系统　在进行临床研究时,还可以使用 S-V-C-K 分级系统对原发性翼状胬肉进行全面评价[4,5],其中,S(Stage)代表翼状胬肉侵入角膜的程度,V(Vascularity)代表血管分布,C(Conjunctival tissue thickness)代表翼状胬肉在球结膜部分的厚度,K(Corneal tissue thickness)翼状胬肉在角膜部分的厚度(表 4-4-2,图 4-4-6~ 图 4-4-10)。

表 4-4-2 翼状胬肉的 S-V-C-K 分级

Stage（S）

    1:侵入角膜小于 1mm

    2:侵入角膜 1~2mm

    3:侵入角膜 2~3mm

    4:侵入角膜大于 3mm

Vascularity（V）

    1:血管分布等同结膜

    2:血管分布密度大于结膜

    3:血管密集并伴充血

Conjunctiva tissue thickness（C）

    1:扁平

    2:稍隆起

    3:隆起约 1mm

    4:隆起大于 1mm

Corneal tissue thickness（K）

    1:扁平

    2:稍隆起

    3:隆起约 1mm

    4:隆起大于 1mm

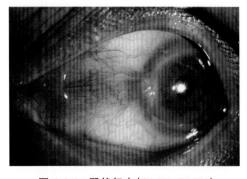

图 4-4-6 翼状胬肉（S1-V1-C1-K1）
S1 胬肉头部浸入角膜缘内约 1mm，V1 血管分布等同结膜，C1 结膜面扁平，K1 角膜面胬肉扁平

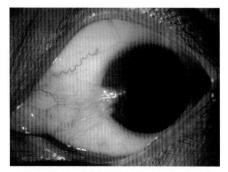

图 4-4-7 翼状胬肉（S2-V1-C2-K2）
S2 胬肉头部浸入角膜缘内约 2mm，V1 血管分布等同结膜，C2 结膜面胬肉稍隆起 1mm，K2 角膜面胬肉稍隆起

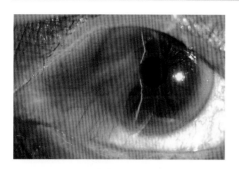

图 4-4-8　翼状胬肉（S4-V2-C2-K1）
S4 胬肉头部浸入角膜缘内 >3mm，V2 血
管密度分布大于结膜，C2 结膜面胬肉稍隆
起，K1 角膜面胬肉扁平

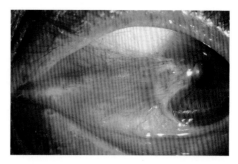

图 4-4-9　翼状胬肉（S4-V2-C3-K3）
S4 胬肉头部浸入角膜 >3mm，V2 血管分布
密度大于结膜，C3 结膜面胬肉隆起约 1mm，
K3 角膜面胬肉隆起约 1mm

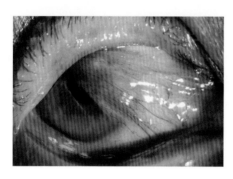

图 4-4-10　翼状胬肉（S4-V1-C4-K4）
S4 胬肉头部浸入角膜 >3mm，V1 血管分布等
同结膜，C4 结膜面胬肉隆起 >1mm，K4 角膜
面胬肉隆起 >1mm

二、翼状胬肉手术效果评价

1. 术后手术区分级　翼状胬肉手术后手术区的分级是手术效果的重要评
价指标，也是评价翼状胬肉术后是否复发的主要依据。根据术后手术区血管及
纤维组织增生情况，将翼状胬肉术后的手术区分为 4 级，通常将手术区分级为 4
级者定义为复发[4,6,7]（表 4-4-3，图 4-4-11~ 图 4-4-14）。

表 4-4-3　翼状胬肉术后手术区效果分级

分级	手术区形态
1 级	正常
2 级	血管增生达角膜缘，无纤维组织
3 级	纤维血管增生达角膜缘，不侵犯角膜
4 级	纤维血管增生越过角膜缘，侵犯角膜

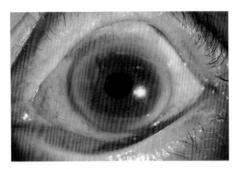

图 4-4-11　翼状胬肉术后手术区
分级 1 级：正常

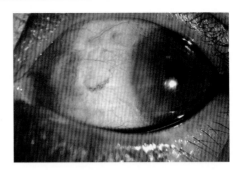

图 4-4-12　翼状胬肉术后手术区分级 2 级

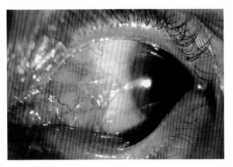

图 4-4-13　翼状胬肉术后手术区分级 3 级

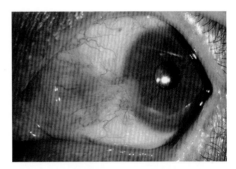

图 4-4-14　翼状胬肉术后手术区分级 4 级

2. 术后美观效果的评价　美观是翼状胬肉的手术目的之一。随着人们生活质量的提高，患者对翼状胬肉术后的美观效果要求越来越高，因此，对翼状胬肉术后美观效果评价很重要。目前，文献对翼状胬肉术后美观效果的报道较少，通常根据结膜切口和泪阜形态将翼状胬肉术后的外观分为 5 级（术后复发者除外），其中 1~3 级被认为是较好的外观[7]（表 4-4-4，图 4-4-15~ 图 4-4-19）。

表 4-4-4　翼状胬肉术后的美观效果分级

分级	术后外观
1 级	正常外观
2 级	结膜切口边缘局灶性粘连，无结膜切口边缘增厚及泪阜位置改变
3 级	结膜切口边缘增厚，无明显粘连及泪阜形态改变
4 级	结膜切口边缘广泛粘连，泪阜位置前移 <3mm
5 级	结膜切口边缘广泛粘连，泪阜位置前移 >3mm

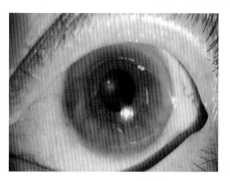

图 4-4-15 翼状胬肉术后美观效果分级
1 级:正常外观

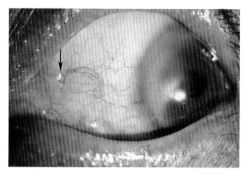

图 4-4-16 翼状胬肉术后美观效果分级 2 级:
结膜切口边缘局灶性粘连,无结膜切口边缘增
厚及泪阜位置改变(黑箭头所示)

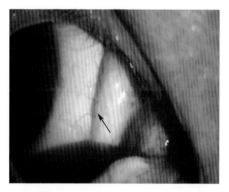

图 4-4-17 翼状胬肉术后美观效果分级 3
级:结膜切口边缘增厚(黑箭头所示),无明
显粘连及泪阜形态改变

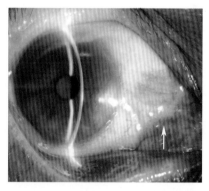

图 4-4-18 翼状胬肉术后美观效果分
级 4 级:结膜切口边缘广泛粘连(白箭
头所示),泪阜位置前移 <3mm

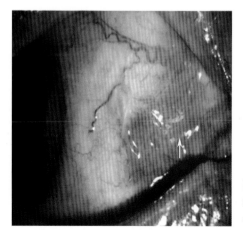

图 4-4-19 翼状胬肉术后美观效果分级 5 级:
结膜切口边缘广泛粘连(白箭头所示),泪阜
位置前移> 3mm

三、术后复发性翼状胬肉分度

翼状胬肉手术经过几代眼科医生的改进得到了长足进步,如在良好的眼科显微镜下实施翼状胬肉手术,术中使用眼科专用器械和显微缝线,选择自体结膜瓣移植术式,术中裁剪健康、不带筋膜的球结膜瓣平整移植,使植片平伏,紧贴巩膜,切除的结膜下组织范围比胬肉范围大,术后加强抗炎等。尽管这些措施都做到了,也无法阻止翼状胬肉的复发,但相较于过去在肉眼下的翼状胬肉手术,显微翼状胬肉手术后的复发要轻很多,再次处理亦方便很多。

根据复发性翼状胬肉术后再长入角膜缘内的位置与是否伴有睑球粘连,将复发性翼状胬肉分轻、中、重三度(表4-4-5,图4-4-20~图4-4-22)。

表4-4-5 复发性翼状胬肉分度

分度	外观
轻度	角膜缘内小于1mm
中度	角膜缘内1~3mm,不伴睑球粘连
重度	角膜缘内大于3mm,并伴睑球粘连

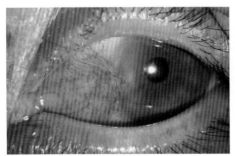

图4-4-20 轻度复发:复发性胬肉在角膜缘内小于1mm

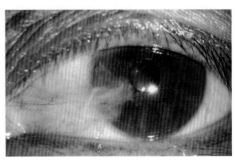

图4-4-21 中度复发:复发性胬肉在角膜缘内1~3mm,不伴睑球粘连

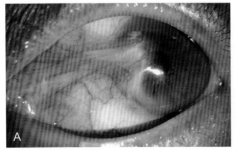

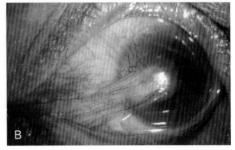

图4-4-22 重度复发
A、B.复发性胬肉在角膜缘内大于3mm,并伴睑球粘连

【注意点】

目前一些基层医院在开展翼状胬肉手术时,仍在肉眼下实施翼状胬肉手术,术后反应重,患者伤口疼痛明显,术后复发率较高,因此建议逐渐推行翼状胬肉的显微手术方法(图4-4-23~图4-4-27)。

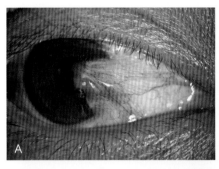 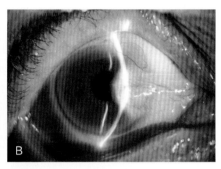

图4-4-23 显微翼状胬肉术后复发

A、B. 复发病灶仍然在角膜基质浅层,无明显睑球粘连

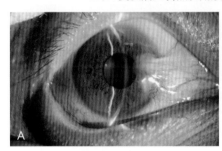 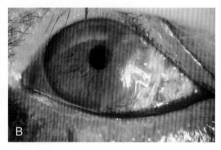

图4-4-24 显微翼状胬肉术后复发,再次手术术前及术后情况

A. 术前:复发病灶仍然在角膜基质浅层,无明显睑球粘连;

B. 该患者仅需行改良 PERFECT 联合生物羊膜覆盖术,术后第 2 天外观

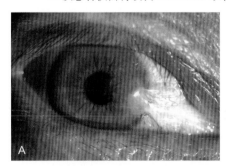 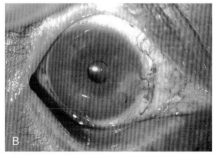

图4-4-25 非显微翼状胬肉术后复发,再次手术前及术后情况

A. 非显微翼状胬肉手术后复发患者,严重睑球粘连,眼球固定在鼻侧,裸眼视力 0.6,瞳孔区未受侵犯,行带干细胞的结膜瓣移植术;B. 该患者右眼行复发性翼状胬肉切除 + 睑球粘连分离 + 带干细胞的结膜瓣移植术,术后第 7 天拆线裸眼视力恢复到 1.0

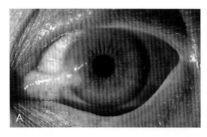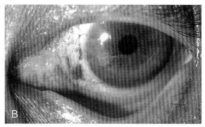

图 4-4-26 非显微翼状胬肉术后复发，再次手术前及术后情况

A. 与图 4-4-25 同一患者左眼非显微翼状胬肉手术后复发，严重睑球粘连，眼球固定在鼻侧，裸眼视力 0.8，瞳孔区未受侵犯，行带干细胞的结膜瓣移植；B. 左眼行复发性翼状胬肉切除＋睑球粘连分离＋带干细胞的结膜瓣移植术，术后第 7 天拆线裸眼视力恢复到 1.2

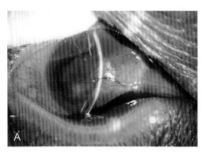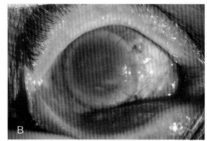

图 4-4-27 非显微翼状胬肉手术后复发，再次手术前及手术后情况

A. 非显微翼状胬肉手术后复发患者，严重睑球粘连，眼球固定在鼻侧，角膜基质瘢痕，新生血管长入角膜基质并血管破裂出血，视力为眼前手动；B. 该患者行板层角膜移植术后 2 周，睑球粘连解除，眼球活动自如，视力恢复到 0.08

（李宽舒　王丛香）

参 考 文 献

1. Islam SI, Wagoner MD, Pterygium in young member of one family [J], Cornea, 2001, 20: 708-710.

2. Tan CSH, Lim TH, Koh WP, et al. Epidemiology of pterygium on a tropical island in the Riau Archipelago [J]. Eye (Lond), 2006, 20 (8): 908-912.

3. Zhong H, Cha X, Wei T, et al. Prevalence of and risk factors for pterygium in rural adult chinese populations of the Bai nationality in Dali: the Yunnan Minority Eye Stury [J]. Invest Ophthalmolol Vis Sci, 2012, 53 (10): 6617-6621.

4. Kim DJ, Lee JK, Chuck RS, et al. Low recurrence rate of anchored conjunctival rotation flap technique in pterygium surgery [J]. BMC Ophthalmology, 2017, 17 (1): 187.

5. Park CY, Choi JS, Lee SJ, et al. Cyclooxygenase-2-expressing macrophages in human

pterygium co-express vascular endothelial growth factor [J]. Molecular vision, 2011, 17: 3468-3480.

6. Prabhasawat P, Barton K, Burkett G, et al. Comparison of Conjunctival Autografts, Amniotic Membrane Grafts, and Primary Closure for Pterygium Excision [J]. Ophthalmology, 1997, 104 (6): 974-+85.

7. Liu HY, Chen YF, Chen TC, et al. Surgical result of pterygium extended removal followed by fibrin glue-assisted amniotic membrane transplantation [J]. Journal of the Formosan Medical Association, 2017, 116 (1): 10-17.

第五章　翼状胬肉围手术期处理

第一节　相关疾病的处理

一、眼局部情况处理

1. 眼睑疾病处理　睑裂闭合不全不仅影响角膜伤口愈合,还可能导致暴露性角膜炎或引起角膜感染,尤其伴随 Bell 征阴性者。翼状胬肉手术前需要处理好睑裂闭合不全的问题,有相关问题的患者应转至整形专科处理,待眼睑完全闭合时再行翼状胬肉手术。感染性眼睑病,如:睑腺炎、睑板腺囊肿感染期、眼睑皮肤化脓性疾病等均需要妥善治疗好这些感染性眼睑疾病后方能行翼状胬肉手术(图 5-1-1)。

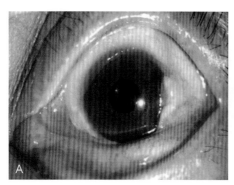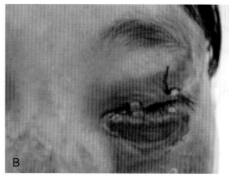

图 5-1-1　原发性翼状胬肉合并下睑瘢痕性睑外翻

A. 翼状胬肉合并下睑瘢痕性睑外翻;B. 转整形科行下睑外翻矫正术后再行翼状胬肉手术

2. 睑缘及眼表情况　翼状胬肉手术前需要重视睑缘及眼表情况处理。前部睑缘炎常常伴有葡萄球菌感染或脂溢性皮炎,翼状胬肉术后角膜创面或成为细菌良好的繁殖地,增加了术后感染风险。后部睑缘炎多由睑板腺功能障碍引起,轻者导致脂质异常型干眼,重者可能导致睑缘炎相关性角结膜病变(blepharokeratoconjunctivitis,BKC)。翼状胬肉手术前必须行角膜染色检查,如果发现角膜有点状着色,或有明显的睑缘皮肤溃疡、睫毛根部脓丘疹、袖套样分泌物、睑裂区角膜浸润和新生血管,要考虑 BKC,需要推迟翼状胬肉手术时间,等待睑缘炎治愈后方可行翼状胬肉手术。

3. 慢性泪囊炎处理　慢性泪囊炎是翼状胬肉手术的绝对禁忌证。绝不可掉以轻心。现代泪道手术多采用微创技术,手术简洁,恢复快,但需要等待术后行泪道冲洗确认新泪道通畅方可行翼状胬肉手术。

4. 浅前房处理　浅前房的风险可能因手术导致急性闭角型青光眼发作。小眼球、短眼轴、远视眼患者的浅前房需要特别关注房角开放情况,如果患者周边前房小于 1/3CT 或达到 1/4CT 时,应做 UBM 检查,明确是否有房角关闭,房角关闭大于 1/2 以上要及时转青光眼专科行 YAG 激光虹膜切开术,术后 1 周可以行翼状胬肉手术。若发现浅前房不予处理,仅仅依靠手术时麻药中不加肾上腺素是无法避免急性闭角性青光眼发生的,手术刺激和术眼包扎都可以使瞳孔散大发生急性闭角型青光眼(图 5-1-2)。

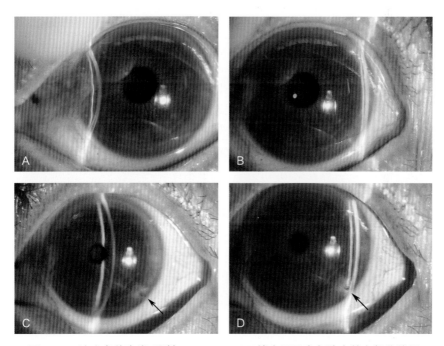

图 5-1-2　该患者前房浅,眼轴 21.5mm,UBM 检查显示房角狭窄并有部分关闭
A. 为鼻侧中周前房深度约 1mm;B. 为周边前房深度约 1/4CT,与家属沟通先行 Nd:YAG 激光虹膜切开术后,再行翼状胬肉手术,家属理解并同意该治疗方案;C. 行 Nd:YAG 激光术后中央前房加深,黑箭头示激光孔;D. 显示周边前房深度达 1mm,激光孔通畅(黑箭头所示),术后 7 天可行翼状胬肉手术

5. 高度近视眼底并发症处理　高度近视常见的眼底并发症有周边视网膜干性裂孔、格子样变性、孔源性视网膜脱离、黄斑出血等。高度近视合并翼状胬

肉患者手术前不仅要矫正视力,还应详细检查眼底,必要时需要做超广角眼底照相,或请眼底专科医生会诊排除上述疾病。视网膜干性裂孔和格子样变性应该先行眼底激光封闭裂孔后再行翼状胬肉手术。视网膜脱离和黄斑出血患者则要听从眼底专家的意见,上述疾病原因与预后须在手术前详细告知患者及家属,并征得患者及家属理解并同意医生的处理方案后,方能行翼状胬肉手术。

二、全身情况处理

血压、血糖及常规全身检查要求见第四章第三节。翼状胬肉手术为择期手术,有心脑血管疾病者应与专科医生或麻醉医师充分协商沟通,以确保手术安全。下列问题需要控制良好后才能行翼状胬肉手术[1]:

1. 窦性心动过缓 心率低于 50 次 / 分,应做阿托品注射试验,以及 24 小时动态心电图,了解最慢心率次数及时间。如果使用阿托品后心率不能提高,应暂缓手术,转心内科处理后再行翼状胬肉手术。

2. 窦性心动过速 一般要求心率在 60~100 次 / 分,若超过 110 次 / 分,需要请心内科专家评估并做相应处理后手术。

3. 心律不齐 单纯窦性心律不齐或房性期前收缩在麻醉医生的监护下可以手术。如果出现频发室性早搏或呈二联律、三联率,多源性期前收缩应取消手术,转心内科处理,病情稳定后再行翼状胬肉手术。

4. 心房颤动 心房颤动时心率应控制在 60~100 次 / 分,超过 100 次 / 分时,需要请心内科医生会诊并酌情处理后再行手术。

5. 心室颤动 为绝对禁忌证。

6. 心肌梗死 陈旧性下壁心肌梗死或前壁、后壁心肌梗死可以手术,但广泛心肌梗死和 3 个月以内心肌梗死需要心内科处理后再酌情选择手术时间。

7. 房室传导阻滞 Ⅰ度 1 型可以手术;Ⅱ度 2 型、Ⅲ度 1 型需要治疗后手术。完全型右束支传导阻滞可以在麻醉医生监护下手术;完全型左束支传导阻滞并有症状需要处理后手术或由麻醉医生决定。

8. 脑梗死 脑梗死要求半年以上才能手术。

9. 脑出血 脑出血要求半年以上才能手术。

第二节 围手术期用药

《我国翼状胬肉围手术期用药专家共识(2017 年)》定义围手术期的时间为术前 3 天至术后 1 个月[2]。由袁进、洪晶、晏晓明教授编写,谢立信、刘祖国教授编审的《翼状胬肉规范化治疗》中这样定义翼状胬肉的"围手术期":"围手术期包括手术前的准备、手术、术后恢复至角结膜创面愈合及眼表炎症基本消退的全过程,因此围手术期时间为术前 3 天至术后 3 个月"。

翼状胬肉围手术期用药主要有三大类[3]:

第一类为抗生素,用于预防角膜伤口感染,翼状胬肉围手术期使用的抗生素要求耐药性低、广谱、有效,一旦角膜创面感染便是灾难性事件,轻者遗留角膜斑翳或白斑,重者可能需要行角膜移植手术,这些都会对患者造成无法挽回的损失,翼状胬肉患者多来自农村,睑缘和眼表均有不同程度的炎症,尤其需要重视睑缘的条件致病菌,因此术前需要选择有效广谱抗生素并足量使用。

第二类为抗炎药,翼状胬肉术前术后需要高效、短期抗炎,及时控制好炎症能使角膜上皮迅速修复,减少复发,减轻患者痛苦。

第三类为人工泪液,手术后的眼表稳态需要一段时间恢复,干眼是所有眼部手术后的共同问题,翼状胬肉也不例外,实时补充人工泪液有利于泪膜恢复。

一、术 前 用 药

1. 抗生素　术前 3 天加替沙星眼用凝胶 3 次 / 天,或妥布霉素滴眼液 4 次 / 天,或 0.5% 左氧氟沙星滴眼液 4 次 / 天,预防性使用。术前 1 天上述抗生素每 1 小时 1 次,共 12 次。

2. 抗炎药　术前 2 天妥布霉素地塞米松滴眼液每天 2 次。术前 1 天妥布霉素地塞米松滴眼液每天 3 次。

翼状胬肉为非急诊手术,手术前控制好炎症可以减少复发,减轻术后反应。进展期翼状胬肉使用妥布霉素地塞米松滴眼液每天 3 次,共 3 天,若充血仍不消退,需要延期,直到炎症基本控制后方能手术。

3. 人工泪液　翼状胬肉患者均有不同程度的干眼,术前使用人工泪液不仅能减轻患者干眼症状,还能起到润滑眼表、减轻手术后炎症反应、促进上皮修复作用。

二、术 中 用 药[4]

1. 麻醉用药　术中使用盐酸奥布卡因滴眼液或盐酸丙美卡因滴眼液表面麻醉,共 3 次,间隔 3 分钟一次。0.1% 利多卡因 2ml +0.1‰ 盐酸肾上腺素 0.05ml 行翼状胬肉结膜下浸润麻醉。

2. 术毕结膜囊内滴用药　术毕结膜囊内卜妥布霉素地塞米松眼膏,纱布覆盖,绷带包扎 2~12 小时后开放点眼。包眼可以促进角膜上皮修复,固定结膜移植片,缓解伤口疼痛。

三、术 后 用 药

术后用药目的是预防感染、减轻炎症反应、缓解伤口疼痛、促进上皮修复。

1. 抗生素 加替沙星眼用凝胶3次/天,或妥布霉素滴眼液4次/天。或0.5% 左氧氟沙星滴眼液4次/天,共7~10天。

2. 抗炎药 妥布霉素地塞米松滴眼液4次/天,共7天,以后每周每天递减 1次,共4周。

3. 人工泪液 小牛血去蛋白滴眼液具有上皮修复及人工泪液双重作用,每 天4次,共7天。上皮修复后可使用普通人工泪液如玻璃酸钠、聚乙烯醇等。患 者可以根据自身眼部情况或间断或持续使用人工泪液3个月。

四、伤 口 处 理

翼状胬肉术后角、结膜伤口可以选择下列2种方法中的一种:

1. 角膜绷带镜 术毕或术后角膜创面覆盖角膜绷带镜。

2. 生物羊膜 术毕角膜和结膜创面覆盖多层生物羊膜(详见手术相关 章节)。

(王丛香)

参 考 文 献

1. 张抒杨.围手术期心血管疾病处理.北京:人民卫生出版社.2014.
2. 亚洲干眼协会中国分会.我国翼状胬肉围手术期用药专家共识,中华眼科杂志, 2017, 53 (9): 653-656.
3. 刘祖国,陈家祺.眼表疾病学.北京:人民卫生出版社.2003.
4. 史伟云,王富华.翼状胬肉手术中慎用丝裂霉素C.中华眼科杂志,2013,49 (10): 869-872.

第六章　原发性翼状胬肉手术

　　手术是治疗翼状胬肉唯一有效的方法,但由于手术后复发率高,至今并无统一的手术方式。传统的翼状胬肉手术在肉眼下操作,使用外眼手术缝线和器械,主要术式有:翼状胬肉单纯切除法、巩膜暴露法、翼状胬肉头部转移埋藏法。实践证明这些方法不仅复发率高,而且还有术后反应重、并发症多、患者痛苦等缺点,随着眼科手术显微镜、显微器械、眼科显微手术缝线的推广与普及,现在很少有眼科专科医师实施这类手术,但翼状胬肉单纯切除几乎是所有与翼状胬肉相关手术的基础[1]。

　　近年来,经过众多专家的临床实践与研究发现:翼状胬肉切除联合自体游离结膜瓣移植能明显减少翼状胬肉的复发,著者在此基础上延伸出了多种手术方式,现将著者医院6种原发性翼状胬肉手术术式操作步骤介绍如下。

第一节　普通翼状胬肉切除联合
自体游离结膜瓣移植术

手术视频1　普通翼状胬肉切除联合自体游离结膜瓣移植术

一、适　应　证

1. 角膜缘内小于3mm的水平生长型翼状胬肉。
2. 静止期翼状胬肉。

3. 年龄大于 80 岁需行白内障手术的翼状胬肉。

二、手 术 步 骤

1. 麻醉　翼状胬肉手术常常采用表面麻醉联合结膜下浸润麻醉,精神高度紧张无法配合者可选择全身麻醉。如果浅前房已做处理,局部浸润麻醉药物中可加 1‰ 肾上腺素 1 滴以减少术中出血。浸润麻醉时针头斜面朝下以避免刺入巩膜,从胬肉颈部球结膜下进针 3mm 注入麻药 0.5~1.0ml,闭合持针器或用干湿生理盐水棉棒挤压球结膜帮助麻药扩散,同时达到麻醉、镇痛、分离球结膜与筋膜的目的(图 6-1-1,图 6-1-2)。

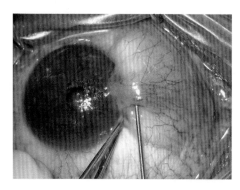

图 6-1-1　翼状胬肉术中麻醉
针头斜面朝下,从翼状胬肉颈部结膜下进针 3mm,注入 0.5~1.0ml 麻药

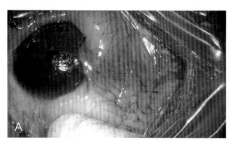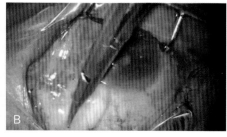

图 6-1-2　干湿生理盐水棉棒或显微持针器挤压球结膜帮助麻药扩散
A. 干湿生理盐水棉棒;B. 显微持针器挤压球结膜帮助麻药扩散

2. 固定眼球　用 5-0 尼龙线自 6 点角巩膜缘巩膜侧做 1/2 深度牵引缝线,将眼球牵引至病灶对侧并固定,以便充分暴露手术区(图 6-1-3)。

3. 做球结膜切开,分离球结膜、切除胬肉　彻底干净切除翼状胬肉是防止复发的关键。普通翼状胬肉手术切除范围为内直肌止端,距离角膜缘 5.5mm,初学者先用规尺测量距离,记号笔画出结膜切口线。靠近胬肉上、下缘剪开球结膜至内直肌止端,平行角膜缘剪开内直肌止端胬肉表层球结膜,做球结膜切口时仅切开结膜。

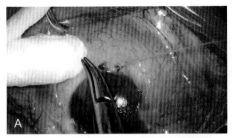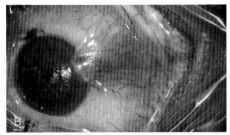

图 6-1-3　固定眼球

A. 5-0 尼龙线做角、巩膜缘巩膜侧牵引缝线；B. 充分暴露手术区

依次提起上、下和鼻侧球结膜切口处结膜，对其下方筋膜做钝性分离，上、下方 1mm，直肌止端内 2mm，分离结膜切口下球结膜与筋膜时应闭合显微剪进入，剪叶撑开约 3mm。良好的球结膜与其下筋膜分离，能将胬肉旁筋膜清除干净，是减少手术后胬肉复发的关键步骤。完成球结膜与筋膜分离后，还需要做胬肉体部筋膜与巩膜分离，虽然原发性翼状胬肉与其下方巩膜并无粘连，分离目的是减少巩膜面手术区筋膜残留，保护巩膜表层血管，采用钝性分离法，分离完毕后将上、下方筋膜剪开。

用闭合眼科显微剪沿角膜表面胬肉头部做划痕，深度为角膜上皮层，显微有齿镊将胬肉头部提起，显微剪沿角膜面剥离至角巩膜缘的胬肉颈部，有齿镊夹起胬肉头部、闭合显微剪尖钝性剥离颈部胬肉直至翼状胬肉从角膜面、角膜缘完全游离，此时翼状胬肉已经处于三面游离状态。

有齿镊水平夹持头部胬肉向角膜方向牵引，使其伸展并有一定的张力，显微剪在内直肌止端剪除胬肉（图 6-1-4～图 6-1-9）。

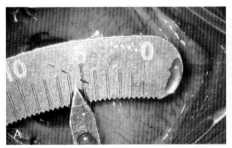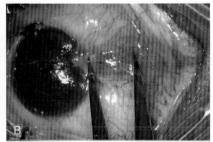

图 6-1-4　测量切除范围

A. 规尺测量距离；B. 距离角膜缘 5.5mm，为内直肌止端

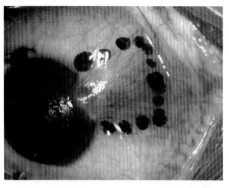

图 6-1-5 记号笔标记翼状胬肉切除范围，切
除长度距离角巩膜缘 5.5mm

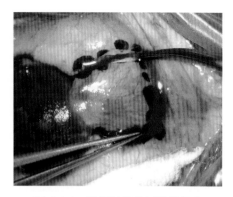

图 6-1-6 沿标记线剪开翼状胬肉
表层球结膜

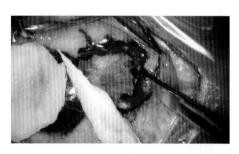

图 6-1-7 分离球结膜与其下筋膜，鼻侧
2mm，上、下方 1mm

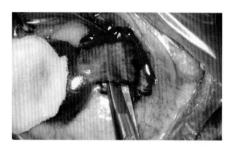

图 6-1-8 闭合显微剪自上方胬肉体部筋膜
下伸入，沿巩膜面分离胬肉与其下巩膜

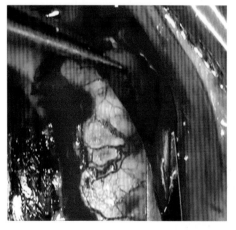

图 6-1-9 有齿镊夹持胬肉头部向角膜方向牵
引，使其伸展，再切除翼状胬肉

4. 创面止血 翼状胬肉手术过程中常常由助手将消毒棉球撕开临时搓成
小棉棍和小棉片，填或压迫巩膜创面止血，小血管出血或巩膜面渗血，棉片和棉
棍压迫止血效果良好。也可以使用双极电凝对准粗大的出血血管电凝止血，或

用铜质烧灼器头烧灼出血血管止血,但巩膜创面不能过度烧灼,以免巩膜缺血坏死、溶解穿孔。只要术中不损伤内直肌,一般出血可用棉片压迫停止。

将渗透生理盐水的棉片剪成 6mm×7mm 大小,拧干后紧贴巩膜创面放置 2~3 分钟,巩膜渗血或小血管出血都能停止(图 6-1-10)。

5. 制作上方游离球结膜植片 松开眼球牵引线,嘱咐患者眼球向下看(不能配合者将牵引线引向下方)。初学者可以用记号笔做上方球结膜上皮面标记,手术熟练者不必测量,按规尺测量或用显微镊比对测试结果制作上方球结膜瓣,要求球结膜下不留或尽量少留筋膜组织(图 6-1-11,图 6-1-12)。

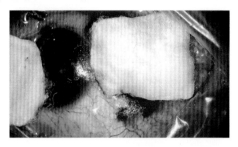

图 6-1-10 用拧干的盐水棉块压迫巩膜创面止血效果良好

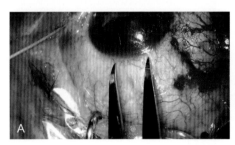
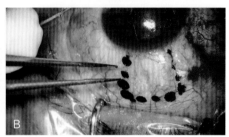

图 6-1-11 测量及标记上方结膜瓣取材范围

A. 测量球结膜瓣宽度,一般比胬肉颈部窄 0.25mm;B. 记号笔做上方球结膜上皮面切口标记

6. 移植并缝合游离球结膜植片 用无齿显微镊将游离球结膜植片移至巩膜裸露区,角膜缘侧球结膜对位缝合固定于角膜缘,穹窿部球结膜对位于植床泪阜区球结膜,植片的 4 个角用 10-0 尼龙线缝合 4 针,这 4 针需要带浅层巩膜组织,将移植结膜植片带张固定在巩膜面,上、下方植床与植片球结膜端对端连续或间断缝合,泪阜区可以连续缝合或间断缝合,要求留 5~10mm 长线头,以减轻线头引起异物感或刺痛(图 6-1-13~ 图 6-1-15)。

7. 修整上方球结膜 根据上方游离球结膜取材大小,可以用 10-0 尼龙线部分缝合或不缝合创面,伤口过大时也可以覆盖羊膜。上方因有上眼睑覆盖,结膜的干细胞位于穹窿部,上方球结膜一般在 7~10 天内可以修复。

8. 检查 缝合完毕后需检查吻合口球结膜是否对合整齐,结膜下有无活动性出血,游离球结膜瓣放置是否正确等。确认手术无误,生理盐水冲洗角膜创面及结膜囊,医用海绵或棉棒轻轻挤压植片,挤干净结膜瓣下积血与积液,使球结膜瓣紧贴巩膜。

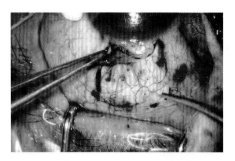

图 6-1-12 上方球结膜下不留或尽量少留筋膜组织,便于上方球结膜快速修复,不留瘢痕

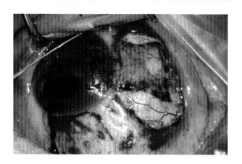

图 6-1-13 游离球结膜植片移至巩膜裸露区对位放置

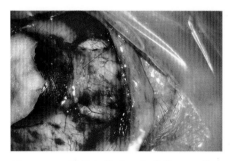

图 6-1-14 植片与植床 4 角带浅层巩膜组织缝合固定 4 针,植片带张固定在手术区巩膜面

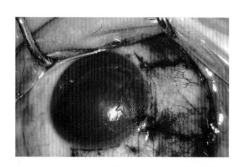

图 6-1-15 植片结膜与植床结膜端对端间断或连续缝合,缝合时不带浅层巩膜,角膜缘处植片可以退后 0.2mm,以防止术后植片球结膜隆起形成角膜小凹

9. 角膜面伤口处理 术后角膜裸露创面会有剧烈疼痛,角膜绷带镜可以保护伤口,缓解疼痛。涂妥布霉素地塞米松眼膏,绷带包扎 2~4 小时后开放手术眼,按围手术期用药常规局部点药(图 6-1-16,图 6-1-17)。

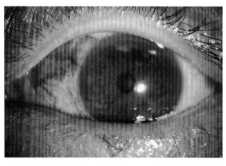

图 6-1-16 术后第二天,角膜绷带镜在位,植片端对端平整吻合

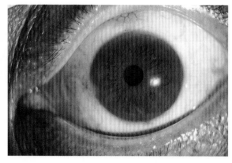

图 6-1-17 上述患者普通翼状胬肉术后 3 个半月图片,角膜创面干净,手术区美容评级为 2 级,较好外观

第二节　改良 PERFECT 术

手术视频2　改良 PERFECT 术

与上述普通翼状胬肉切除联合自体游离结膜瓣移植手术相比。该术式主要特点是切除范围更宽、更广。Cornelius 等用翼状胬肉广泛切除联合结膜瓣移植术（pterygium extended removal followed by extended conjunctival transplantation，PERFECT）治疗了 60 例原发性翼状胬肉患者，复发率为1.6%[2]；Hirst 等用该术式治疗了 1 000 例原发性翼状胬肉患者，他们切除了除内直肌外的所有组织，范围大约 14mm×14mm，并在上方取相应直径的结膜植片予以缝合，术中需同时行内、外直肌吊线，结果显示，复发率为 0.1%，但是，其他并发症较多，包括斜视、结膜囊肿、结膜肉芽肿和角膜溃疡，同时，该手术时间较长、术后患者的不适感较强且持续时间较长[3]，因此，该术式并没有得到推广。

著者参考 Cornelius 的手术优点，经过数年改良，获得了与 PERFECT 相近的手术效果，却消除了 PERFECT 的并发症，该术式与 PERFECT 相比手术切除范围为：上、下不超过结膜切口外 2mm 的筋膜，泪阜侧不超过结膜切口内 3mm 的筋膜，不游离内直肌，不扰动肌肉及节制韧带，手术创面不超过 10mm×12mm，手术时间相对缩短，患者术后的不适感相对较轻，复发率也较低，同时由于切除范围广泛，美观也得到明显改善，该术式称为改良 PERFECT 术，改进的关键步骤有：

①翼状胬肉切除范围达到内直肌止端后 2.0~3.0mm。

②不游离内直肌。

③保留直肌上方肌鞘。

④球结膜切口达泪阜前 1~1.5mm。

一、手术适应证

该术式适用于复发高危的巨大翼状胬肉、青壮年翼状胬肉、遗传性翼状胬肉、使用激素 3 天以上充血仍然不能完全消退的翼状胬肉、轻、中度复发性翼状胬肉基质无瘢痕或瘢痕较浅者。手术操作步骤如下(图 6-2-1):

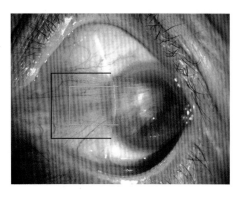

图 6-2-1 翼状胬肉普通术式与改良 PERFECT 术式切除范围
绿框内为普通翼状胬肉切除范围,切口达内直肌止端,距离角膜缘 5.5mm。黑框内为改良 PERFECT 术式切除范围,切口达泪阜前 1.5mm,距离角膜缘 7.5mm

二、手 术 步 骤

1. 麻醉 见本章第一部分相关内容(见图 6-1-1,图 6-1-2)。

2. 固定眼球 见本章第一部分相关内容(见图 6-1-3)。

3. 切除胬肉 该术式的重点是彻底切除包括直肌上方筋膜在内的范围达 (9~10mm)×(10~12mm) 结膜下变性纤维组织,以便彻底铲除复发根源,同时获得良好外观改善。改良 PERFECT 胬肉切除范围为内直肌内 2mm,距离角膜缘 7.5mm,球结膜切口在泪阜前方 1.5mm。一般要求有 1 000 台普通翼状胬肉手术经验后再做该手术。

初学者先用规尺测量手术距离,记号笔画出结膜切口线(经验丰富者无需做标记)。靠近胬肉上、下缘剪开球结膜至泪阜前方 1.5mm,平行角膜缘剪开内直肌上方表层球结膜。依次提起上、下和鼻侧球结膜切口处结膜,对其下方筋膜做钝性分离,上、下方 1mm,泪阜结膜内 2mm,分离结膜切口下球结膜与筋膜时应闭合显微剪进入,剪叶撑开约 3mm,注意保护内直肌肌鞘。分离好球结膜与其下方筋膜,可确保能广泛清除胬肉旁组织,这对减少复发并获得良好外观至关重要。

完成球结膜与筋膜分离后,与常规翼状胬肉手术一样,还需要做胬肉体部筋膜与巩膜分离,分离完毕将上、下方筋膜剪开。闭合眼科显微剪沿角膜表面胬肉头部做划痕,深度为角膜上皮层,显微有齿镊将胬肉头部提起,显微剪沿角膜面剥离至角、巩膜缘的胬肉颈部,有齿镊夹起胬肉头部、闭合显微剪尖钝性剥离颈部胬肉直至翼状胬肉从角膜面、角膜缘完全游离,此时翼状胬肉已经处于三面游离状态,内直肌肌鞘显露,需要特别注意,任何器械触碰到直肌都有可能引起严重出血。

有齿镊水平夹持头部胬肉向角膜方向牵引,使其伸展并有一定的张力,显微剪在内直肌上方剪除胬肉,巩膜创面裸露区面积约(9~10mm)×(10~12mm)(图6-2-2~图6-2-6)。

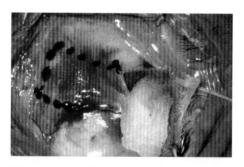

图 6-2-2　记号笔标记球结膜切口范围,鼻侧
达泪阜前 1.5mm

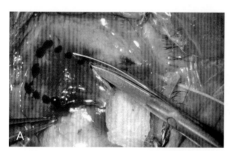

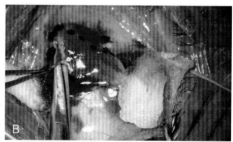

图 6-2-3　剪开与分离球结膜
A、B. 沿标记线剪开球结膜

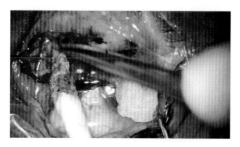

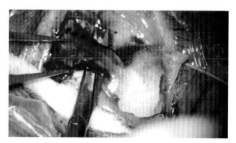

图 6-2-4　提起切口处球结膜分离结膜与下
方筋膜,上、下方 1mm,泪阜结膜切口内 2mm

图 6-2-5　闭合显微剪自上方胬肉体部筋膜
下伸入,沿巩膜面分离

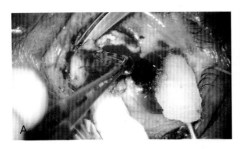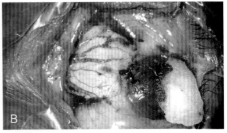

图 6-2-6　剪除翼状胬肉

A. 有齿镊水平夹持头部胬肉向角膜方向牵引,使其伸展并有一定的张力,显微剪在内直肌
上方剪除翼状胬肉;B. 翼状胬肉剪除后,暴露巩膜手术区,约(9~10mm)×(10~12mm)

4. 创面止血　见本章第一节相关
内容(图 6-2-7)。

5. 制作游离球结膜植片　松开眼
球牵引线,嘱咐患者眼球向下(不能配合
者将牵引线引向下方)。初学者可以用
记号笔做上方球结膜上皮面标记,手术
熟练者不必做标记,按规尺测量或用显
微镊比对测试结果制作上方球结膜瓣。
要求结膜下不留或尽量少留筋膜组织。
结膜瓣的制作原则是:比巩膜裸露创面

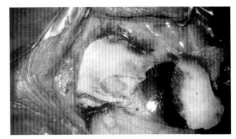

**图 6-2-7　用拧干的盐水棉块压迫
巩膜创面止血**

小 0.25~0.5mm,梯形,不带或极少带筋膜,靠近角膜缘但不需要取角膜缘干细胞
(图 6-2-8,图 6-2-9)。

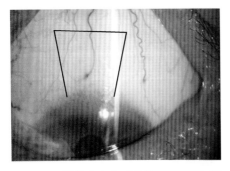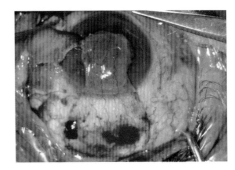

图 6-2-8　黑线为上方球结膜裁剪面积,球
结膜弹性好,上方球结膜瓣要比巩膜裸露
面积小

图 6-2-9　不带筋膜的球结膜瓣

6. 移植并缝合游离球结膜植片　用无齿显微镊将游离球结膜植片移至巩

膜裸露区,角膜缘侧球结膜对位缝合固定于角膜缘,穹窿部球结膜对位于植床泪阜区球结膜,10-0 尼龙线间断缝合上、下方球结膜 4 针,这 4 针需要带浅层巩膜组织。其余上、下方球结膜可以各加间断缝 1~2 针,也可以连续缝合,建议泪阜区连续缝合,要求留 5~10mm 长线头,以减轻线头引起异物感或刺痛。

植片缝合要求:①4 针需要带浅层巩膜固定;②要求植片呈帐篷式带张力固定;③植片贴紧并完整覆盖巩膜创面;④移植植片结膜与植床结膜端对端不带浅层巩膜吻合;⑤吻合口下方筋膜除去干净;⑥鼻侧结膜连续缝合可以防止因眼球活动导致吻合口结膜瓣裂开(图 6-2-10,图 6-2-11)。

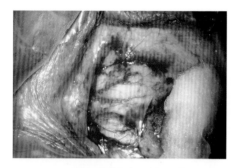
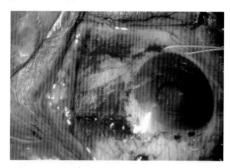

图 6-2-10　植片结膜缘与植床结膜缘对位,带张平铺,4 个角带浅层巩膜缝合 4 针固定

图 6-2-11　10-0 尼龙线连续缝合上、下及泪阜侧植片与植床球结膜

7. 修整上方球结膜　根据上方游离球结膜瓣取材大小,可以用 10-0 尼龙线部分缝合或不缝合创面,伤口过大时也可以覆盖生物羊膜。上方因有上眼睑覆盖,结膜的干细胞位于穹窿部,上方球结膜一般在 7~10 天内可以修复。

8. 检查　缝合完毕后需要用生理盐水冲洗手术区,检查泪阜区有无血肿。

9. 角膜面伤口处理　术后角膜裸露创面会有剧烈疼痛,角膜绷带镜可以保护伤口,缓解疼痛。涂妥布霉素地塞米松眼膏,绷带包扎 2~4 小时后开放手术眼,按围手术期用药常规局部点药(图 6-2-12~ 图 6-2-16)。

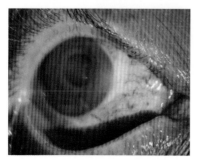
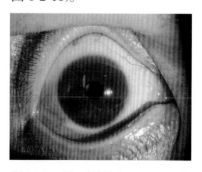

图 6-2-12　该患者改良 PERFECT 术后 7 日照片,结膜瓣平整,缝线在位,角膜上皮修复

图 6-2-13　同一患者改良 PERFECT 术后半年外观,美容评级为 1 级,正常外观

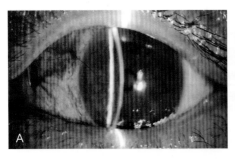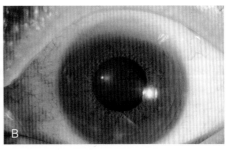

图 6-2-14　改良 PERFECT 术后照片

A.改良 PERFECT 术后次日照片,绷带镜在位,患者无伤口疼痛;

B.同一患者改良 PERFECT 术后 3 个月

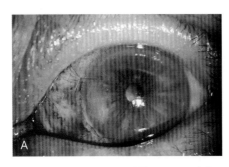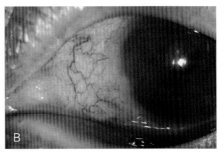

图 6-2-15　改良 PERFECT 术后照片

A.改良 PERFECT 术后次日照片,绷带镜在位,患者无伤口疼痛;

B.同一患者改良 PERFECT 术后 3 个月

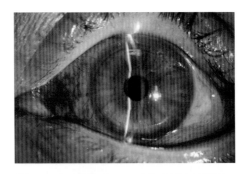

图 6-2-16　改良 PERFECT 术后次日照片,

绷带镜在位,患者无伤口疼痛

第三节　改良 PERFECT 联合生物羊膜覆盖术

手术视频3　改良
PERFECT 联 合
生物羊膜覆盖术

翼状胬肉术后角膜创面的处理常常被部分手术医生忽略,然而伤口疼痛不仅给患者带来难以接受的痛苦,还会因伤口暴露导致角膜感染、上皮延迟愈合、炎症持续时间长,最终可能加速手术后翼状胬肉复发及相关并发症发生等。翼状胬肉手术后角膜伤口的处理需要引起临床医生高度重视。

有两种方法处理翼状胬肉术后角膜伤口:一是使用角膜绷带镜覆盖角膜创面,可以保护伤口,缓解疼痛。二是使用 10mm×15mm 生物羊膜覆盖角膜创面,不仅可以缓解伤口疼痛,加速角膜上皮修复,抑制瘢痕形成,还能减轻炎症反应,使翼状胬肉术后外观更美、复发率更低。

我们将覆盖绷带镜的改良 PERFECT 称为"二联翼状胬肉手术",即:翼状胬肉广泛切除联合自体游离结膜瓣移植。将改良 PERFECT 术后覆盖生物羊膜的翼状胬肉手术称为"三联翼状胬肉手术",即:翼状胬肉广泛切除联合自体游离结膜瓣移植联合生物羊膜覆盖。该术式被编者单位命名为"睛致胬肉",于 2020年 4 月获得中国国家商标注册。本节重点介绍三联翼状胬肉手术。

一、生物羊膜功能

生物羊膜覆盖角膜创面:羊膜是胎膜的最内一层,为一层半透明的薄膜,不含血管、淋巴管和神经纤维,富有韧性及多种药物无法达到的治疗功能。生物羊膜是由多层新鲜羊膜经过特殊的物理加工而成的成品羊膜,使用钴 60 照射灭菌,保留了新鲜羊膜的所有功能。可以常温保存,运输方便,已经商品化批量生产,为眼科临床解除了自制羊膜的烦恼与诸多风险。生物羊膜在眼科临床可用于青光眼滤过泡修补、眼整形的结膜囊成形等。但眼表疾病使用更加广泛,尤其是翼状胬肉手术中的应用。生物羊膜功能如下:

1. 减轻炎症反应,加速翼状胬肉术后炎症消退 羊膜中含有多种蛋白酶抑制剂如:胰蛋白酶、纤维蛋白酶、组织蛋白酶、胶原蛋白酶等,从而减轻炎症反应。著者对比改良 PERFECT 手术后角膜创面覆盖羊膜与不覆盖羊膜的患者,覆盖羊膜的患者术后眼红消退时间更快、角膜上皮修复更快、结膜创面更加光滑(图 6-3-1,图 6-3-2)。

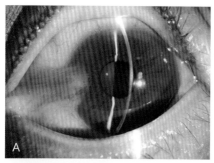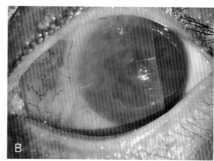

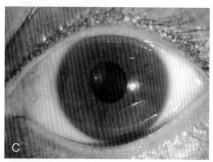

图 6-3-1 改良 PERFECT 联合生物羊膜覆盖术(三联手术)术前术后外眼像

A. 术前,原发性翼状胬肉抗炎 3 天充血减轻;B. 三联术后 7 天,生物羊膜在位;C. 该患者三联术后 3 周外观

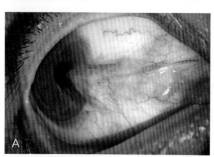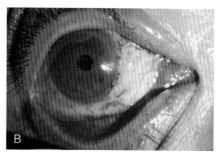

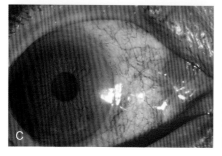

图 6-3-2 改良 PERFECT(二联手术)术前术后外眼像

A. 术前,原发性翼状胬肉静止期;B. 二联手术后第 2 天,绷带镜在位;C. 该患者二联手术后 1 个月外观

2. 缓解伤口疼痛　翼状胬肉术后角膜创面大片上皮缺损,可引起角膜伤口剧烈疼痛。曾有报道因翼状胬肉术后伤口疼痛使用哌替啶镇痛成瘾者,是本身有瘾还是术后镇痛成瘾我们无法考究,但翼状胬肉术后角膜创面必须妥善处理,疼痛不仅增加患者痛苦,还有可能导致伤口感染、角膜上皮延迟愈合等。

3. 抑制新生血管增生、减少瘢痕形成　羊膜基质层能抑制转化生长因子 β 信号增生,抑制成纤维细胞的增殖及分化,抑制新生血管增生,减轻瘢痕形成。翼状胬肉术后的吻合口处常常出现纤维增生、瘢痕形成,造成外观不美,手术操作相同的前提下覆盖生物羊膜者外观更美(图 6-3-3,图 6-3-4)。

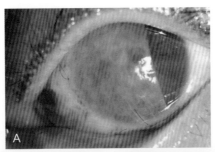

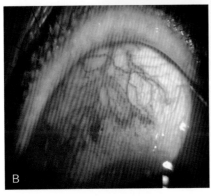
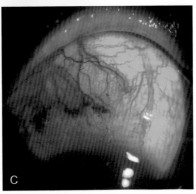

图 6-3-3　改良 PERFECT 联合生物羊膜覆盖术(三联手术)术后伤口修复情况
A. 手术后羊膜遮盖;B. 患者术后 7 天拆线揭除生物羊膜,
上方球结膜完全修复,创面光滑无瘢痕;C. 荧光素染色无上皮缺损

4. 加速角膜上皮修复、抑制纤维生成　羊膜基质层含有大量不同的胶原纤维,主要为 Ⅰ、Ⅲ、Ⅳ、Ⅴ、Ⅶ型胶原,可以作为组织修复桥接支架。覆盖角膜创面的羊膜基底膜具有加强上皮细胞的黏附、促进上皮细胞的增殖与分化、阻止上皮细胞凋亡的作用,这些有利于翼状胬肉术后眼表重建。

5. 抗病毒、抗细菌作用　羊膜产生的人 β 防御素,广泛表达于黏膜表面,是脊椎动物天然抗菌物质的主要成分;羊膜组织移植物能够合成和分泌 6 种补体蛋白,参与局部防御反应,所以人羊膜具有轻度非特异性抗病毒及抗细菌作用。

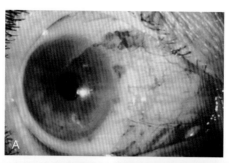

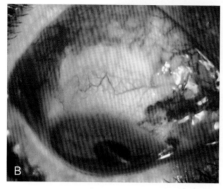
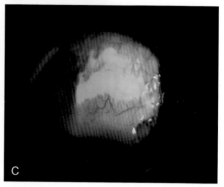

图 6-3-4　改良 PERFECT（二联手术）术后伤口修复情况

A.手术后绷带镜遮盖；B.术后 7 天上方球结膜未完全愈合，可见结膜浅层瘢痕形成；
C.荧光素染色阳性

6.含多种生长因子　羊膜含有多种生长因子，可促进干细胞分化、转化、增殖、移行，加速翼状胬肉术后角膜缘干细胞恢复。

7.同种异体羊膜无排斥反应　羊膜不表达 HLA-A、B,DR,故抗原性极低，几乎不发生排斥反应。

二、适　应　证

1. 超过角膜缘内 3mm 以上的中度、重度及巨大翼状胬肉（2~4 级）。

2. 进展期翼状胬肉抗炎治疗 3 天仍有轻度充血者。

3. 对美观提出特别要求的各型翼状胬肉。

4. 有家族史的遗传性翼状胬肉。

5. 60 岁以下青壮年翼状胬肉。

6. 对疼痛特别敏感的翼状胬肉。

7. 复发性翼状胬肉。

术前向患者说明以下 2 点注意事项

一是手术后因瞳孔区角膜被生物羊膜覆盖，会有短暂视力下降，约 5~7 天，一旦角膜上皮修复，羊膜就会自行溶解。少数人 7 天还没溶解者将会在拆线时一并揭除生物羊膜。

二是固定生物羊膜的缝线可能引起轻度异物感，嘱咐患者多眨眼使缝线倒伏，能减轻患者不适。

三、手术步骤

本术式步骤 1~8 与第二部分 PERFECT（翼状胬肉广泛切除联合自体结膜瓣移植术）相同，生物羊膜覆盖手术步骤如下：

1. 生物羊膜大小　选择 10mm×15mm 的生物羊膜。

2. 覆盖时间　完成翼状胬肉广泛切除联合自体游离结膜瓣移植后，将生物羊膜覆盖在角膜与上方球结膜创面。

3. 覆盖范围　角膜创面全覆盖，结膜伤口覆盖约 1/3 面积。

4. 固定方式　10-0 尼龙线将生物羊膜固定在上、下方角、巩膜缘的巩膜侧共 4 针，要求羊膜绷紧裹住角膜创面缝合（图 6-3-5 ~ 图 6-3-13）。

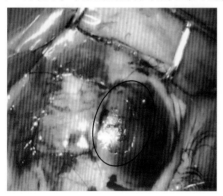

图 6-3-5　完成翼状胬肉广泛切除联合自体游离结膜瓣移植术后暴露的角膜伤口（黑椭圆圈内）

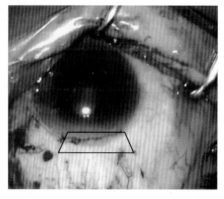

图 6-3-6　完成翼状胬肉广泛切除联合自体游离结膜瓣移植术后暴露的上方结膜伤口，羊膜覆盖 1/3 面积即可（黑线范围）

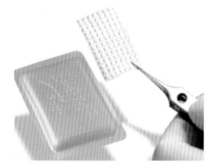

图 6-3-7　生物羊膜，凸面为基底面，凸面朝下与角膜创面紧贴

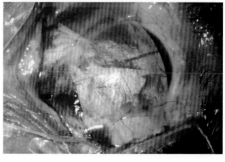

图 6-3-8　该图为手术视频截屏，生物羊膜覆盖并包紧角膜创面，上方结膜创面覆盖 1/3 即可

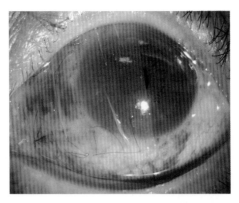

图 6-3-9 该图为手术第二天前节照相,生物羊膜覆盖并包紧角膜创面,上方结膜创面覆盖 1/3

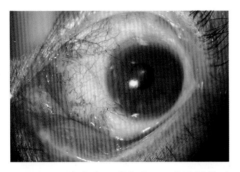

图 6-3-10 该患者三联术后 7 天来院拆线时生物羊膜已经溶解。角膜创面已经修复,荧光素染色阴性

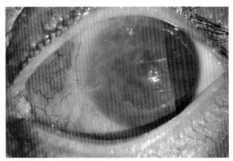

图 6-3-11 该患者三联术后 7 天来院拆线时生物羊膜还完好在位。揭除生物羊膜后见角膜及结膜创面上皮修复,荧光素染色阴性

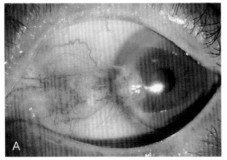

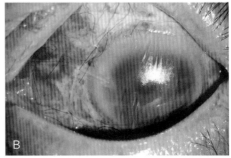

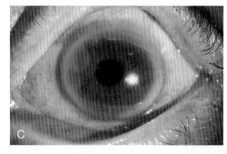

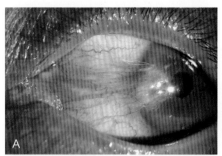

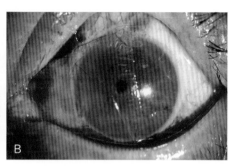

图 6-3-12　改良 PERFECT 联合生物羊膜覆盖术（三联手术）术前术后外眼像
A. 原发性翼状胬肉术前（静止期）；B. 术后第一天照片；C. 术后半年

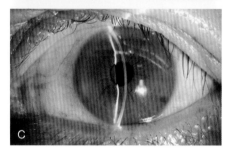

图 6-3-13　改良 PERFECT 联合生物羊膜覆盖术（三联手术）术前术后外眼像
A. 原发性翼状胬肉术前（静止期）；B. 术后第一天照片；C. 术后 1 年半照片

第四节　普通翼状胬肉切除联合生物羊膜移植术

手术视频 4　普通翼状胬肉切除联合生物羊膜移植术

翼状胬肉切除联合羊膜移植已经通过多年临床观察,证实具有复发率较低、伤口修复快、术后反应轻等优点。但在处理3、4级翼状胬肉、体部特别肥厚的翼状胬肉、具有家族遗传性倾向的翼状胬肉时常常需要做改良PERFECT,巩膜裸露面积较大,手术区仅仅移植羊膜特别是单层新鲜羊膜时不能保证手术区巩膜伤口在羊膜溶解前上皮完全修复,因此该术式有一定的局限性。

一、适 应 证

小于2级(轻、中度)静止期翼状胬肉,退行性翼状胬肉,年龄较大的翼状胬肉患者,有可能需要行青光眼滤过手术的翼状胬肉患者。

二、手术要点与步骤

普通翼状胬肉切除术后不取游离结膜瓣移植,改用生物羊膜移植于巩膜手术区,该术式不骚扰邻近结膜,保持眼表稳态。羊膜移植的巩膜创面不宜过大,翼状胬肉切除在直肌前方0.5mm,距离角膜缘5.0mm,以保证羊膜溶解时巩膜创面上皮已经修复。

手术具体步骤如下:

步骤1~步骤4参见本章第一节普通翼状胬肉的相应部分。

5. 制作生物羊膜植片 按照巩膜裸露面尺寸将生物羊膜裁剪成比巩膜创面大1~1.5mm的生物羊膜植片,可以用规尺测量或用灭菌标记笔沿巩膜创面划痕,将生物羊膜覆盖于巩膜创面,稍作压迫,生物羊膜遗留的标记笔印迹便是巩膜创面大小,在压痕外1~1.5mm裁剪,生物羊膜移植时植片需要放置在植床结膜下方(图6-4-1~图6-4-3)。

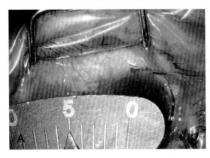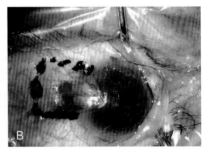

图6-4-1 普通翼状胬肉切除联合生物羊膜移植手术切口大小
A.规尺测量切口长度,切口在内直肌止端前方0.5mm,距离角膜缘5mm;
B.选择1、2级原发性翼状胬肉

6. 移植并缝合生物羊膜植片 用无齿显微镊将生物羊膜植片移至巩膜裸露区,凸面朝下将生物羊膜塞进植床结膜下1~1.5mm,生理盐水湿润生物羊膜并

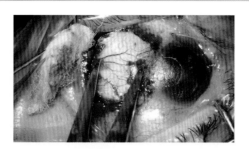

图 6-4-2　角膜缘至直肌止端前距离 5mm

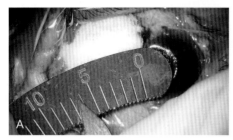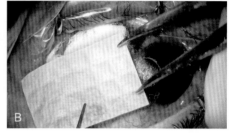

图 6-4-3　生物羊膜比切口大 1.5mm

A. 生物羊膜裁剪比巩膜创面大 1.5mm；B. 测量生物羊膜大小，羊膜比手术区大 1.5mm

贴紧巩膜，将植床球结膜覆盖在羊膜上方，整理植床球结膜，用 10-0 尼龙线间断缝合角膜缘、直肌止端前方植床球结膜与生物羊膜 4 个角共 4 针，这 4 针常规带浅层巩膜缝合。剩余部分仍需缝合结膜＋羊膜＋浅层巩膜。泪阜区可以做褥式缝合 2 针或间断缝合，上下方根据情况加缝 1~2 针。要求留 5~10mm 长线头，以减轻线头引起异物感或刺痛（图 6-4-4~ 图 6-4-7）。

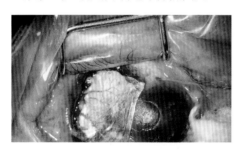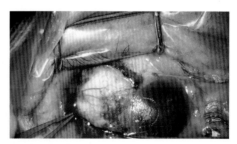

图 6-4-4　生物羊膜凸面朝下，
生理盐水将其湿润

图 6-4-5　将羊膜塞进结膜切口内，
球结膜覆盖在羊膜上方

　　7. 检查　缝合完毕后检查生物羊膜是否平整，缝线是否牢固，球结膜是否压在生物羊膜上，手术区生物羊膜下有无活动性出血，羊膜有无破损、与巩膜贴合是否牢固等。生理盐水冲洗创面，最后用吸血海绵轻轻按压巩膜面生物羊膜，帮助挤出羊膜下积液与积血,使其更好贴附于巩膜创面。

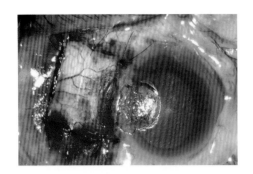 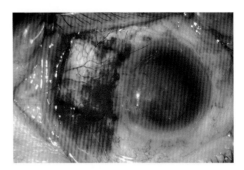

图 6-4-6　上、下各间断缝合 3 针,
鼻侧褥式缝合 2 针

图 6-4-7　术毕角膜创面覆盖绷带镜以
缓解术后伤口疼痛

8. 角膜面伤口处理　术后角膜裸露创面用角膜绷带镜保护伤口,缓解疼痛(见图 6-4-7)。

第五节　翼状胬肉广泛切除联合胬肉表层结膜瓣转位移植术

手术视频 5　翼状胬肉广泛切除联合胬肉表层结膜瓣转位移植术

曾有学者认为翼状胬肉实际是结膜上皮下的变性纤维组织增生,受累结膜上皮并无影响。常规切除的翼状胬肉包含了胬肉体部表层的球结膜,许多切除的胬肉表层球结膜色泽、弹性、光泽都很好,可否切除后再利用呢？ Jap 等[4]曾对一组不适合按传统方式取上方结膜瓣的患者施行了一种改良的结膜瓣移植术,即在切除翼状胬肉后取胬肉表层结膜瓣转位 180° 后覆盖巩膜暴露区(conjunctival rotation autograft,CRA),他们观察此术式术后复发率较低。

著者自2016年起对50多例无法从上、下方获取球结膜的原发性翼状胬肉患者实施了CRA手术,术后暂时未见复发,但患者术后出现很长时间的手术区结膜轻度充血。

一、适 应 证

已经因青光眼做过滤过性手术的翼状胬肉患者;鼻、颞侧均有翼状胬肉的双重翼状胬肉患者;无法总是从上方获取较好的球结膜瓣的翼状胬肉患者。

二、手 术 步 骤

1. 麻醉 见本章第一部分相关内容(图6-1-1,图6-1-2)。

2. 固定眼球 见本章第一部分相关内容(图6-1-3)。

3. 制作翼状胬肉体部表层球结膜瓣 无菌记号笔沿需要切除胬肉的表层结膜做切口标记线,显微剪自角膜缘依次剪开下方、上方表层球结膜至泪阜前1.5mm,闭合显微剪头从上方结膜切口深入表层结膜下,充分分离表层球结膜与其下方筋膜,平行角膜缘剪开泪阜侧球结膜,10-0尼龙线做表层结膜瓣两角标记缝线,标记笔在表层结膜瓣上皮面中央做圆圈标记。

无齿镊夹住标记线提起表层结膜瓣,一边分离瓣下筋膜一边将表层结膜瓣向角膜缘方向游离直至角膜缘,沿标记线剪开角膜缘胬肉表层球结膜,使胬肉表层球结膜瓣完全游离,将其平铺在湿盐水纱布上,清理表层球结膜瓣筋膜面残存筋膜后将盐水纱布折叠盖好植片,放置无菌碗内备用(图6-5-1~图6-5-7)。

4. 切除胬肉 除去表层球结膜后的翼状胬肉是裸露的。有齿镊提起植床切口处球结膜,分离结膜与下方筋膜,上、下方1mm,泪阜结膜切口内2mm。闭合显微剪自上方胬肉体部筋膜下伸入,沿巩膜面分离,分离完毕后将上、下方筋膜剪开。

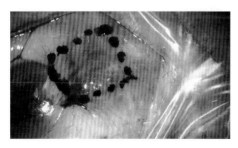

图6-5-1　记号笔标记出胬肉表层
　　　　结膜切除范围

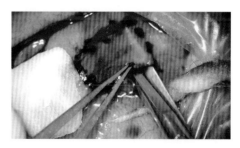

图6-5-2　剪开并分离表层球结膜与
　　　　其下方筋膜,鼻侧距离泪阜1.5mm

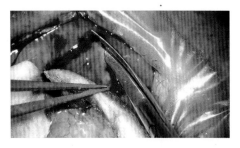

图 6-5-3   剪开泪阜前胬肉表层球结膜

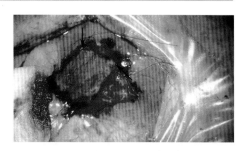

图 6-5-4   泪阜侧胬肉表层结膜 2 个角
用 10-0 尼龙线做标记线（黑箭）

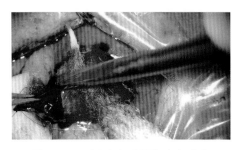

图 6-5-5   耐心向胬肉颈部方向分离
表层结膜瓣

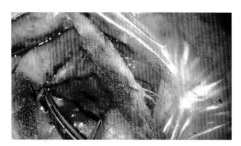

图 6-5-6   表层结膜瓣中央做标记，
剪开角膜缘处表层结膜

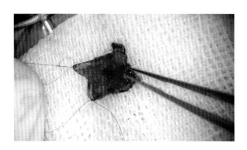

图 6-5-7   将游离表层结膜瓣放置在
湿盐水纱布上，清理残存筋膜

　　闭合眼科显微剪沿角膜表面胬肉头部做划痕，深度为角膜上皮层，显微有齿
镊将胬肉头部提起，显微剪沿角膜面剥离至角巩膜缘的胬肉颈部，有齿镊夹起胬
肉头部，闭合显微剪尖钝性剥离颈部胬肉直至翼状胬肉从角膜面、角膜缘完全游
离，沿巩膜面清除变性筋膜至泪阜区（注意保护内直肌），此时翼状胬肉已经处于
三面游离状态。有齿镊水平夹持头部胬肉使其伸展并有一定的张力，显微剪在
内直肌上方剪除泪阜区胬肉（图 6-5-8~ 图 6-5-10）。

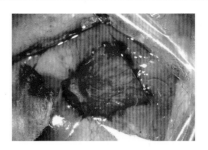

图 6-5-8 切除表层结膜后裸露的
翼状胬肉

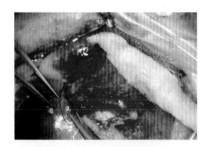

图 6-5-9 分离周围球结膜,从胬肉
头部剥离翼状胬肉

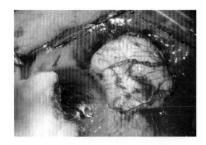

图 6-5-10 将裸露的翼状胬肉
完整切除

5. 创面止血 参见本章第一节相关内容(见图 6-1-10)。

6. 表层结膜瓣转位 180° 移植并缝合植片 用无齿显微镊将游离表层球结膜植片从湿盐水纱布上取下并转位 180° 移至巩膜裸露区,表层球结膜瓣的泪阜侧(已经缝制标记线)转至角膜缘侧,表层球结膜瓣的角膜缘侧转至泪阜侧,上皮面朝上。将泪阜侧表层球结膜对位缝合固定于角膜缘上、下 2 针,角膜缘侧表层球结膜对位缝合固定于泪阜区巩膜上、下 2 针。10-0 尼龙线间断或连续缝合上、下方球结膜,要求泪阜区表层球结膜与植床球结膜端对端连续缝合,留 5~10mm 长线头,以减轻线头引起异物感或刺痛。植片缝合要求:

(1)4 个角 4 针要求带浅层巩膜固定。

(2)植片呈帐篷式带张力固定。

(3)植片贴紧并完整覆盖巩膜创面。

(4)转位移植植片结膜与植床结膜端对端吻合。

(5)吻合口下方筋膜去除干净。

(6)泪阜侧结膜连续缝合可以防止因眼球活动导致吻合口结膜瓣裂开(图 6-5-11~图 6-5-13)。

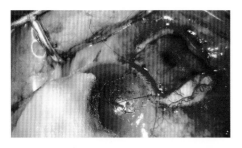

图 6-5-11 表层结膜瓣转位 180° 后放回巩膜创面,结膜瓣泪阜侧转位到角膜缘,角膜缘侧转位到泪阜处,将植片铺平,确认记号在上皮面

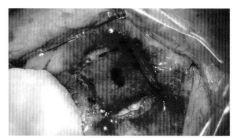

图 6-5-12 4 个角带浅层巩膜缝合固定 4 针,表层球结膜瓣呈帐篷状被固定在巩膜创面

7. 检查 缝合完毕后用生理盐水冲洗手术区,检查泪阜区有无血肿,转位结膜瓣是否对合整齐,植片下有无活动性出血,转位结膜与巩膜贴合是否平整,眼球运动是否正常等。医用海绵或棉棒轻轻挤压植片,再一次排净结膜瓣下积血与积液,使转位球结膜瓣紧贴巩膜。

8. 角膜面伤口处理 术后角膜裸露创面戴上角膜绷带镜或覆盖生物羊膜以保护伤口,缓解疼痛(图 6-5-14~ 图 6-5-20)。

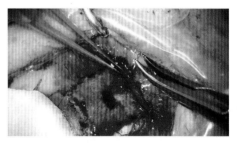

图 6-5-13 植片与植床球结膜端对端缝合,不需要带浅层巩膜

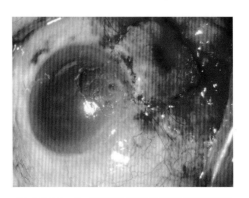

图 6-5-14 上、下泪阜侧三方球结膜连续缝合,线结长度约 10~15mm

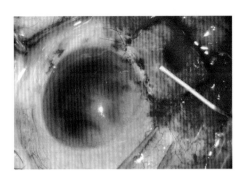

图 6-5-15 角膜创面盖上绷带镜缓解疼痛

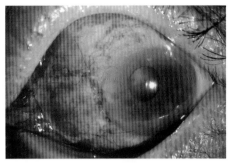

图 6-5-16 术后第 2 天照片,结膜瓣平整、对位良好

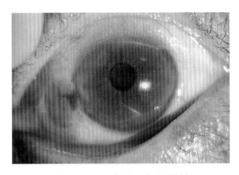

图 6-5-17 术后 3 个月照片

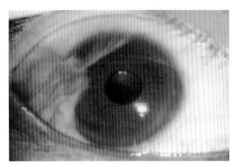

图 6-5-18 CRA 术前

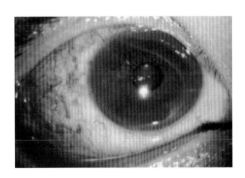

图 6-5-19 CRA 术后 2 周

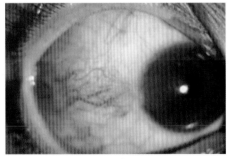

图 6-5-20 CRA 术后 3 个月

第六节 生物胶在普通翼状胬肉手术中的应用

手术视频6 生物
胶在普通翼状胬
肉手术中的应用

医用生物胶广泛应用于微创外科、妇产科、耳鼻喉科、体外循环等。常用的生物胶为猪源纤维蛋白粘合剂。翼状胬肉手术后结膜囊内缝线常常导致患者术后异物感,部分农村偏远患者来医院拆线困难,为解决这2个问题,大家尝试使用猪源纤维蛋白粘合剂(医用生物胶)将球结膜植片固定粘合于巩膜,以达到减少缝线或不缝线的目的。

但生物胶粘度有限,眼表常受眨眼摩擦,若结膜植片脱落可导致巩膜裸露,所引起的并发症是很严重的,一些不能复诊的边远乡村患者需要谨慎选择。生物胶价格昂贵也限制了该术式的推广。

一、适 应 证

静止期1级或2级翼状胬肉,退行性翼状胬肉,年龄较大患者2级以下的翼状胬肉。

二、手 术 步 骤

1. 麻醉 见本章第一部分相关内容(见图6-1-1、图6-1-2)。

2. 固定眼球 见本章第一部分相关内容(见图6-1-3)。

3. 切除胬肉 与普通翼状胬肉手术切除范围相同,距离角膜缘5.5mm,达内直肌止端,可用记号笔画出结膜切口线。翼状胬肉切除步骤与本篇第一部分相同(图6-6-1,图6-6-2)。

4. 创面止血 使用生物胶黏附移植球结膜瓣的巩膜创面,要求干燥无渗血及渗液,明显的血管出血需烧灼止血、轻度渗血,可以更换干湿棉片压迫巩膜裸露面2次(图6-6-3)。

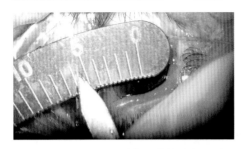

图 6-6-1　使用生物胶的翼状胬肉切口为 5.5mm，达内直肌止端

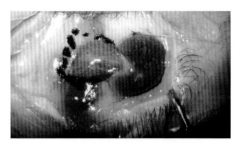

图 6-6-2　记号笔标记翼状胬肉切除范围

5. 制作游离球结膜植片　松开眼球牵引线，嘱咐患者眼球向下看（不能配合者将牵引线引向下方）。使用生物胶黏附移植球结膜瓣时的上方球结膜要求比创面大 0.5mm，以便减少黏附时植片与植床球结膜的张力，其他要求和步骤与第一部分相关内容相同。将上方游离球结膜瓣移位至角膜创面，筋膜面朝上，角膜缘对角膜缘，平铺于角膜创面，等待手术区干燥（图 6-6-4，图 6-6-5）。

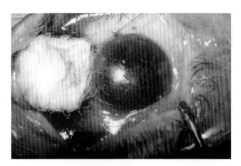

图 6-6-3　翼状胬肉切除后，巩膜创面更换 2 次干湿棉块填压使其干燥

6. 清理巩膜裸露面　用吸血海绵吸净手术区创面出血，植床球结膜整理复位，确认巩膜创面干净、干燥。

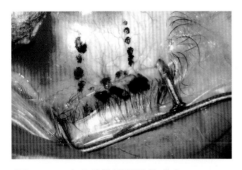

图 6-6-4　上方植片取材比植床大 0.5mm，以免粘合困难

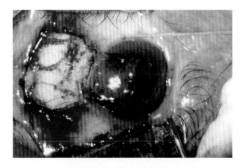

图 6-6-5　结膜瓣放置在角膜创面，筋膜面朝上，角膜缘对角膜缘，等待巩膜创面干燥

7. 生物胶粘合游离球结膜植片　将少量生物胶均匀涂布在巩膜裸露面（也可不放生物胶），无齿显微镊将游离球结膜植片从角膜创面翻转移至巩膜裸露

区,筋膜面朝下与手术区巩膜相贴,植片角膜缘侧球结膜对位于植床角膜缘,植片上方穹窿区球结膜对位于植床泪阜区球结膜,吸血海绵轻压游离球结膜植片,使其与巩膜面生物胶黏附,10-0 可吸收线间断缝合角膜缘上、下方球结膜各 1针,泪阜侧间断缝合上、下方球结膜各 1 针,4 角共 4 针带浅层巩膜。

植床与植片球结膜吻合处注满生物胶,用无齿显微镊将两侧球结膜夹紧并持续 1 分钟左右,使二者黏附,三方植片与植床球结膜均需耐心地一节段一节段注入生物胶＋夹持直至完全粘合牢固。植片对合要求如下:

(1)4 针需要带浅层巩膜固定。

(2)要求植片大于植床 0.5mm,以减少张力。

(3)植片贴紧并完整覆盖巩膜创面,黏附牢固。

(4)移植植片结膜与植床结膜端对端粘合没有缝隙。

(5)粘合球结膜及巩膜面无渗血及渗液。

(6)确认植片与植床粘合牢固后等待创面干燥 2~3 分钟(图 6-6-6~图 6-6-10)。

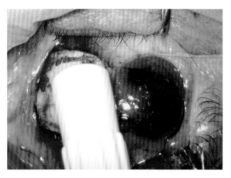

图 6-6-6　先向巩膜创面注入少量生物胶

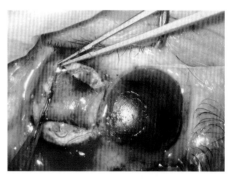

图 6-6-7　巩膜面注入生物胶后将植片翻转铺平,也可不注生物胶,直接将结膜瓣翻转铺平

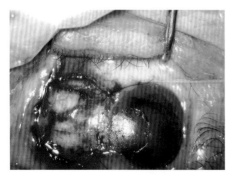

图 6-6-8　10-0 尼龙线将植片固定 4 针(带浅层巩膜)

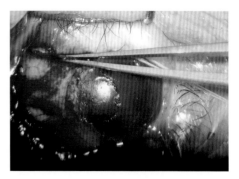

图 6-6-9　吻合口处注入生物胶,耐心将植片与植床球结膜夹紧使其牢固粘连,一节段一节段注入生物胶＋夹持,直至二者完全粘合

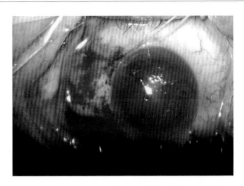

图 6-6-10　三方植片与植床结膜牢固粘合

8. 检查　粘合完毕后需检查吻合口球结膜是否对合整齐，结膜瓣下有无活动性出血，生物胶粘合是否牢固。本术式不需要用生理盐水冲洗创面，以防止生物胶失去粘合力，术毕用吸血海绵再次轻压巩膜面球结膜，确认植片粘合状况良好。

9. 角膜面伤口处理　术后角膜裸露创面用角膜绷带镜保护伤口，缓解疼痛。为了确保生物胶黏附可靠，建议术毕加压绷带包扎 24 小时（图 6-6-11，图 6-6-12）。

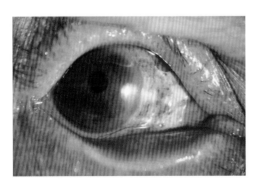

图 6-6-11　术后第 2 天照片，结膜瓣平整，绷带镜在位

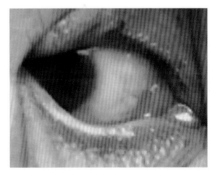

图 6-6-12　该患者术后 2 个月家属用手机拍摄后发回的照片，美容评级为 2 级

（王丛香）

参 考 文 献

1. 李凤鸣，谢立信 . 中华眼科学 . 3 版 . 北京 : 人民卫生出版社，2014. 1250-1255.

2. Cornelius, Curtis R. Recurrence Rate and Complications of Pterygium Extended Removal Followed by Extended Conjunctival Transplant [J]. Cornea, 2017, 36 (1): 101-103.

3. Hirst, Lawrence W. Recurrence and Complications after 1000 Surgeries Using Pterygium Extended Removal Followed by Extended Conjunctival Transplant [J]. Ophthalmology, 2012, 119 (11): 2205-2210.

4. Jap A, Chan C, Lim L, et al. Conjunctival rotation autograft for pterygium. An alternative to conjunctival autografting [J]. Ophthalmology, 1999, 106 (1): 67-71.

第七章 复发性翼状胬肉手术

第一节 复发性翼状胬肉概述

复发性翼状胬肉手术是指原发性翼状胬肉切除术后胬肉再生长。病理上,复发性翼状胬肉与原发性翼状胬肉不同,它是长在角膜上的纤维血管组织,没有弹性退变。主要侵犯其下的浅层巩膜和 Tenon 囊,并侵入角膜基质,牢固地粘连于其下组织[1]。

复发性胬肉可因瘢痕组织或因累及水平肌鞘而限制眼球的活动,引起复视及眼球运动障碍,严重者可以导致失明。

1. 引起复发性翼状胬肉的原因

(1)术前原因:①眼表炎症未控制,术前胬肉充血严重时应控制好炎症再行手术;②睑缘炎、睫毛毛囊蠕形螨虫、严重的睑板腺功能障碍可增加胬肉术后复发风险;③年轻人及有胬肉家族遗传倾向的患者复发率较高。

(2)术中原因:①病灶切除范围过小;②手术粗糙:如非显微镜下手术,使用普通眼科器械和针线;③术式选择不当:如单纯切除、胬肉头部转位术;④术中经验不足,未能完全切除胬肉旁结膜下筋膜组织。

(3)术后原因:①术后早期未能良好控制炎症;②睡眠不佳,未重视干眼处理;③家族遗传者;④种族差异;⑤术后过度紫外线暴露。

2. 复发性翼状胬肉手术原则

手术是治疗复发性翼状胬肉的唯一方法,但需遵循以下原则:①充分控制好眼表炎症;②距离最近一次胬肉手术至少半年以上;③评估手术难易程度选择合适手术方式;④由具有良好相关手术经验的医生完成手术。

第二节 复发性翼状胬肉手术方法

复发性翼状胬肉的手术方法主要根据以下四点决定:

1. 睑球粘连的范围、粘连的位置、粘连的深度。

2. 泪阜移位程度。

3. 角膜基质受累深度及位置。

4. 上方或下方球结膜结构是否完好。

根据以上四点决定手术方法。瘢痕达角膜深基质层(除外角膜变性)或达瞳孔区深基质时需要行角膜板层移植术,下面介绍著者医院处理复发性翼状胬肉的三种常用方法:

一、复发性翼状胬肉切除联合自体游离结膜瓣移植联合生物羊膜覆盖术[2]

适用于睑球粘连位置表浅、范围局限、角膜基质受累不深的复发性翼状胬肉,我们称之为"复发性翼状胬肉三联术"(图 7-2-1)。

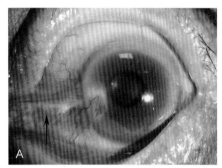
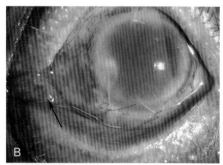
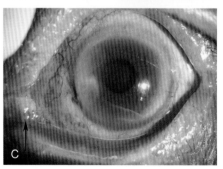

图 7-2-1 三联手术术前与术后

A. 术前,中度复发性翼状胬肉,睑球粘连较轻,仅有角膜基质局部变性,角膜深基质未受累;B. 术后第 2 天生物羊膜在位,泪阜复位良好;C. 该患者手术后 2 周复查;A、B、C 三幅图中黑箭头示术前术后泪阜位置的变化

若为重度复发性翼状胬肉,角膜基质瘢痕不深或瘢痕不在瞳孔区或瞳孔区瘢痕表浅,上方或下方球结膜色泽正常、结构完整,泪阜可以通过解除睑球粘连而复位者,也可以行复发性翼状胬肉切除联合自体游离结膜瓣移植联合生物羊膜覆盖术(图 7-2-2,图 7-2-3)。

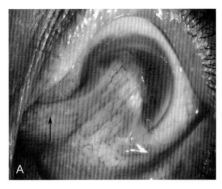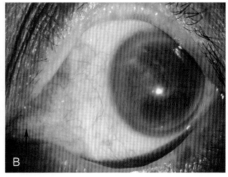

图 7-2-2　复发性翼状胬肉三联手术术前与术后

A. 术前，重度复发性翼状胬肉，头部覆盖瞳孔，泪阜移位，睑球粘连，眼球运动障碍，术前视力为手动，但患者为初次复发，前节 OCT 显示瘢痕较浅，准备行"复发性翼状胬肉三联术或板层角膜移植术"；B. 术中发现角膜受累并不严重，特别是瞳孔区基质受累表浅，决定行"复发性翼状胬肉三联术"，术后 2 个月照片，睑球粘连解除，泪阜复位良好，眼球运动正常，视力恢复至 0.8；黑箭头所示为术前术后泪阜位置的变化

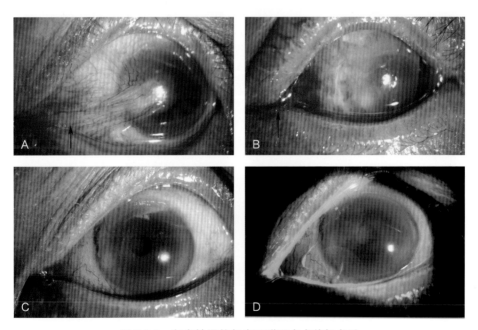

图 7-2-3　复发性翼状胬肉三联手术术前与术后

A. 术前，重度复发性翼状胬肉遮盖瞳孔，粘连不重，瘢痕表浅；B. 术后第 2 天，泪阜复位，生物羊膜包裹角膜创面，周边角膜局限变性对瞳孔区视力影响较小；C. 患者术后 10 天来院拆线时可见生物羊膜溶解，角膜创面已经修复；D. 角、结膜荧光素染色阴性；A、B、C 三幅图中黑箭头示术前术后泪阜位置的变化

二、复发性翼状胬肉切除联合新鲜羊膜移植联合 自体游离结膜瓣移植联合生物羊膜覆盖术[3]

若复发性翼状胬肉面积大于 1 个象限,或巩膜创面瘢痕大于 4 个时钟位时需要处理好巩膜病灶。切除巩膜瘢痕后在其创面覆盖一层新鲜羊膜有助于加速巩膜伤口修复,选择复发性翼状胬肉切除联合新鲜羊膜移植联合自体游离结膜瓣移植联合生物羊膜覆盖(称之为复发性翼状胬肉四联术)可以较好地处理巩膜大面积瘢痕患者。

该手术复杂,难度较大,特别是处理巩膜瘢痕时需要耐心,应由经验丰富的眼表手术专家完成(图片见本节手术步骤)。

三、复发性翼状胬肉切除联合自体结膜瓣移植联合板层角膜移植术

若复发性翼状胬肉睑球粘连严重;泪阜移位变形;角膜基质瘢痕深达 1/2 角膜厚度,或瘢痕位于瞳孔区深基质时需要行板层角膜移植术(图 7-2-4)。

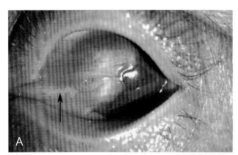
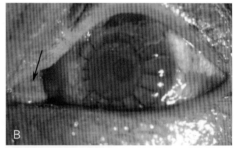
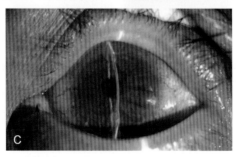

图 7-2-4 巨大复发性胬肉患者治疗效果

A. 术前,翼状胬肉遮盖瞳孔,瘢痕达角膜瞳孔区深基质层,严重睑球粘连,泪阜移位变形,眼球运动障碍,视力为手动;B. 术后第 2 天,泪阜复位,睑球粘连解除,眼球运动正常,裸眼视力 0.25;C. 术后 2 周,裸眼视力 0.4;A、B、C 三幅图中黑箭头示术前术后泪阜位置的变化

若严重睑球粘连将眼球固定于眼睑或多次非显微翼状胬肉手术导致局部瘢痕深达 1/2 角膜厚度或更深时,需要评估单纯行复发性翼状胬肉切除联合自体

游离结膜瓣移植联合生物羊膜覆盖能否解决眼球运动障碍,若不能解决问题即使复发性翼状胬肉未达瞳孔区也需要行角膜边缘部分板层角膜移植以解决患者复视及眼球运动障碍的痛苦(图7-2-5)。

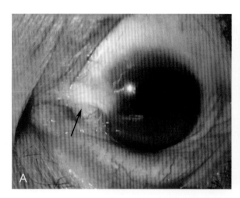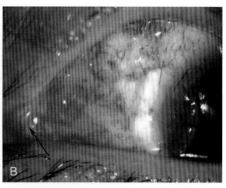

图 7-2-5　多次翼状胬肉切除术后复发患者治疗效果

A.左眼当地卫生院 4 次行非显微翼状胬肉手术 4 次复发,复发性翼状胬肉与鼻侧眼睑严重粘连,瘢痕达角膜深基质层,患者严重复视,眼球固定在泪阜区,泪阜移位被粘连瘢痕固定于睑裂,患者不能正常工作,非常痛苦;B.左眼行复发性翼状胬肉切除联合瘢痕松解联合新月形板层角膜移植联合自体结膜瓣移植术后 7 天拆除结膜缝线,睑球粘连解除,泪阜复位良好,眼球自由转动;A、B 图中黑箭头示术前术后泪阜位置的变化

第三节　复发性翼状胬肉手术步骤

一、复发性翼状胬肉切除联合自体游离结膜瓣移植联合生物羊膜覆盖术手术步骤

1. 适应证　此术式适应于首次翼状胬肉手术为非自体结膜瓣移植、上方或下方球结膜完整、睑球粘连轻的复发性翼状胬肉,术前应行前节 OCT 检查,显示病灶未侵入角膜深基质。

2. 手术步骤　手术步骤如下:

(1)麻醉:见第六章第一部分相关内容(见图 6-1-1,图 6-1-2)。

(2)固定眼球:见第六章第一部分相关内容(见图 6-1-3)。

(3)切除复发性翼状胬肉:与原发性翼状胬肉不同,复发性翼状胬肉与角膜基质、浅层巩膜、筋膜均有牢固粘连,手术需要耐心、仔细。先将复发性翼状胬肉头部平行于角膜弧面切下(或直接从角膜缘剪开粘连带),再平行于巩膜面彻底切除并松解巩膜粘连带,注意保护巩膜组织,不要损伤深部基质,若巩膜瘢痕过深可以保留浅层巩膜面部分瘢痕,创面平整即可。手术应达鼻侧泪阜内的正常Tenon囊,使泪阜完全复位。清理角、巩膜创面,周边变性角膜并不影响视力不必处理(图 7-3-1~ 图 7-3-3)。

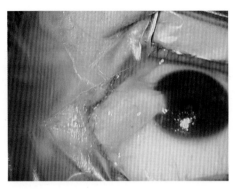

图 7-3-1　中度复发性翼状胬肉,瘢痕不深,睑球粘连不重,上方球结膜完好,可以行复发性翼状胬肉三联术

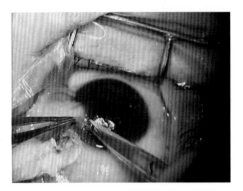

图 7-3-2　手术先从头部剥离,平角膜弧面耐心分离

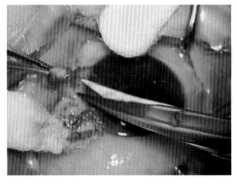

图 7-3-3　平行巩膜面剪除手术区瘢痕,分离至泪阜下 Tenon 囊

(4)泪阜复位:复发性翼状胬肉的瘢痕常常将泪阜区球结膜牵拉至角膜面形成睑球粘连,导致眼球运动障碍,影响泪液循环,复发性翼状胬肉手术的关键步骤是要将受累泪阜复位至正常位置。清理角膜及巩膜面手术区残留组织,确认睑球粘连完全解除,有齿显微镊夹住复发性胬肉瘢痕组织,在泪阜前 1.5mm 处平行于泪阜剪除复发性胬肉及粘连组织,清理角膜及巩膜创面残存瘢痕组织,注意保护角、巩膜基质(图 7-3-4,图 7-3-5)。

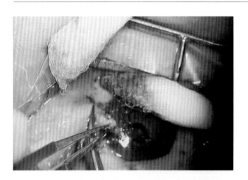

图 7-3-4　将泪阜复位,距离泪阜结膜前
1.5mm 剪除泪阜前方复发性胬肉瘢痕

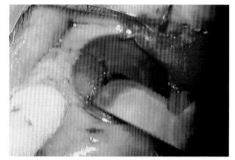

图 7-3-5　清理角膜及巩膜面手术区残留
组织,睑球粘连完全解除

(5)制作游离球结膜瓣并移植至手术区:游离球结膜瓣需要与手术区同等大小,以便能完全覆盖巩膜创面(图 7-3-6,图 7-3-7)。

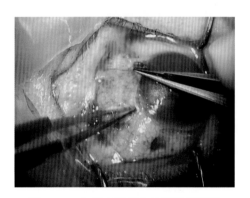

图 7-3-6　与手术区等大的游离球结膜
植片移至手术区

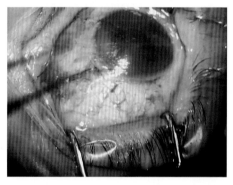

图 7-3-7　缝合游离的球结膜瓣,此时泪阜已
经复位,睑球粘连解除,角、巩膜创面瘢痕切
除干净

(6)生物羊膜覆盖手术区:角、结膜伤口覆盖生物羊膜的目的是加速伤口愈合,减少瘢痕形成,控制炎症反应,减少翼状胬肉再复发(图 7-3-8,图 7-3-9)。

(7)整理上方球结膜:拉平上方生物羊膜,整理上方球结膜,结膜伤口较大者可以用 10-0 尼龙线部分缝合生物羊膜与上方球结膜。

(8)检查:创面用生理盐水冲洗,检查泪阜区有无血肿,泪阜是否复位良好,结膜瓣是否对合整齐,结膜下有无活动性出血,移植结膜与巩膜贴合是否平整,角膜创面是否被生物羊膜裹紧,羊膜下有无积血积液,眼球运动是否恢复正常等。医用海绵或棉棒轻轻挤压球结膜植片及角膜创面生物羊膜,再一次排净结膜瓣和羊膜下积血与积液,使球结膜瓣紧贴巩膜,生物羊膜完整覆盖角膜伤口。

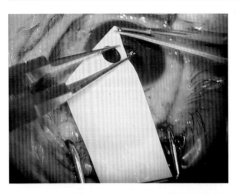

图 7-3-8　早期 10mm×15mm 的单层羊膜
（2013 年仅有单层生物羊膜）

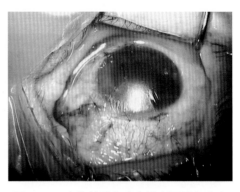

图 7-3-9　生物羊膜包裹角膜创面及部分上
方结膜创面

二、复发性翼状胬肉切除联合新鲜羊膜移植联合自体游离结膜瓣移植联合生物羊膜覆盖术手术步骤

若复发性翼状胬肉粘连面积大于 1 个角膜象限,巩膜创面大于 4 个时钟范围,可以选择复发性翼状胬肉四联手术。

手术步骤如下:

1. 麻醉　见第六章第一部分相关内容(见图 6-1-1,图 6-1-2)。

2. 固定眼球　见第六章第一部分相关内容(见图 6-1-3)。

3. 切除复发性胬肉　与复发性翼状胬肉三联手术相同,粘连严重时可以从角膜缘开始剪开粘连带,耐心松解并剪除巩膜面瘢痕,注意保护好巩膜及泪阜组织(图 7-3-10~ 图 7-3-13)。

4. 泪阜复位　同复发性翼状胬肉三联手术。

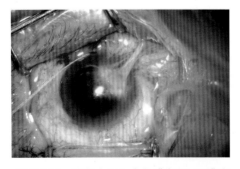

图 7-3-10　病灶大于 1 个角膜象限,巩膜瘢痕从 6 点至 11 点,睑球粘连严重,泪阜前移

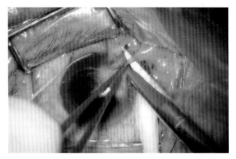

图 7-3-11　先分离并剪开角膜缘粘连组织

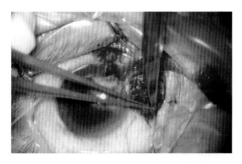

图 7-3-12　充分松解结膜下及巩膜面瘢痕

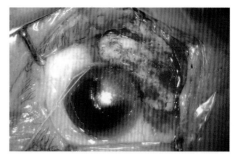

图 7-3-13　彻底切除复发性胬肉、瘢痕及粘连组织,见结膜缺损面较大,常规上方结膜瓣无法完全覆盖结膜缺损区

5. 新鲜羊膜移植　裁剪比巩膜创面大 1mm 的新鲜羊膜,基底面朝下移植于巩膜伤口,用 10-0 可吸收缝线间断缝合固定于巩膜,羊膜边缘除角膜缘侧外应塞入邻近球结膜下方,此羊膜作用为保护巩膜创面并作为基底促进其表面的结膜上皮化(图 7-3-14,图 7-3-15)。

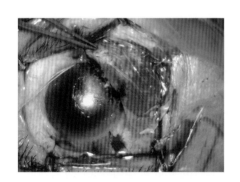

图 7-3-14　新鲜羊膜移植于结膜创面并塞入结膜切口下方

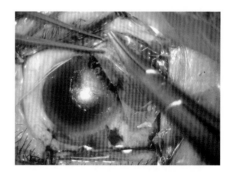

图 7-3-15　10-0 缝线将新鲜羊膜间断缝合固定在巩膜创面

6. 制作游离球结膜瓣并移植至手术区　整理植床球结膜,泪阜复位。将游离球结膜瓣移植至手术区覆盖在新鲜羊膜上,与植床球结膜端对端吻合,常规固定 4 针,带浅层巩膜,其余可以间断或连续缝合,缝合时不带新鲜羊膜(图 7-3-16)

7. 生物羊膜覆盖角膜创面　角、结膜伤口仍然需要覆盖生物羊膜,目的是加速角、结膜伤口愈合,减少瘢痕形成,控制炎症反应,减少翼状胬肉再复发(图 7-3-17)。

8. 整理上方球结膜　拉平上方生物羊膜,整理上方球结膜,伤口较大时可以用 10-0 尼龙线部分缝合生物羊膜与上方球结膜。

9. 检查　创面用生理盐水冲洗,检查泪阜区有无血肿,泪阜是否复位良好,结膜下有无活动性出血,移植结膜与植床结膜是否平整,吻合口内是否有新鲜羊膜露出,角膜创面是否被生物羊膜裹紧,羊膜下有无积血积液,眼球运动是否恢复正常等。医用海绵或棉棒轻轻挤压球结膜植片及角膜创面生物羊膜,再一次排净结膜瓣和羊膜下积血与积液,使球结膜瓣紧贴巩膜,生物羊膜完整覆盖角膜伤口。

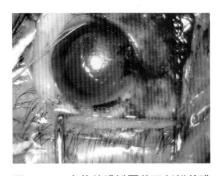

图 7-3-16 自体结膜瓣覆盖于新鲜羊膜表面,此时睑球粘连解除,泪阜复位,巩膜创面覆盖着新鲜羊膜与结膜瓣,角膜创面达 1/2 角膜面积,需要覆盖生物羊膜

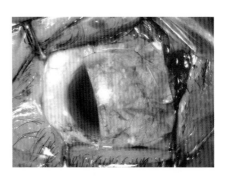

图 7-3-17 生物羊膜覆盖角、结膜创面

第四节 复发性翼状胬肉术后处理

复发性翼状胬肉三联或四联手术术后处理基本和常规翼状胬肉术后相同,但需要特别关注术后炎症消退时间以及复发原因的处理:

1. 糖皮质激素使用 复发性翼状胬肉术后的炎症常常持续时间长,激素需要使用 6 周,前 4 周使用妥布霉素地塞米松滴眼液,每天 4 次 ×7 天,每天 3 次 ×7 天,每天 2 次 ×2 周,后 2 周使用 0.1% 氟米龙滴眼液,每天 2 次 ×2 周,关注眼压变化。

2. 治疗螨虫与干眼 尽管没有大数据证明复发性翼状胬肉与蠕形螨有关,但干眼、蠕形螨睑缘炎会加重眼表炎症。在排除手术方式、遗传、术后护理不当等因素引起的复发后,应加强蠕形螨和干眼的治疗。

3. 抗代谢药物使用 若患者多次翼状胬肉手术多次复发,可以短时期使用抗代谢药物,如丝裂霉素 C,5-FU,这些药物眼表毒性大,需要谨慎使用或在有经验的上级医生指导下使用,用药期间需定期随访患者,不能随访时不要使用抗代谢药物。

(王科华 王丛香)

参 考 文 献

1. 李凤鸣 , 谢立信 . 中华眼科学 . 3 版 . 北京 : 人民卫生出版社 , 2014: 1250-1255.

2. Tejsu M, Jing J, Kai H. Clinical outcome of combined conjunctival autograft transplantation and amniotic membrane transplantation in pterygium surgery [J]. Int J Ophthalmol, 2018, 11 (3): 395-400.

3. Jun S, Koichi K, Shigeto S, et al. Amniotic membrane transplantation with conjunctival autograft for recurrent pterygium [J]. Ophthalmology, 2003, 110 (1): 119-124.

第八章 翼状胬肉手术并发症处理

第一节 术中问题及并发症的处理

一、术中问题及其处理

1. 手术视野暴露不佳

原因:手术贴膜贴合不佳、患者配合不佳、睑裂小或形态异常、开睑器大小不合适以及复发性胬肉有睑球粘连等。

预防及处理措施:

(1)重新贴膜,使其与眼睑皮肤面均匀贴附并能完全包盖睑缘。

(2)传统钢丝开睑器规格固定,往往无法适用于睑裂过小、眼睑形态异常患者,改用可调式开睑器或平移开睑器,可适用于各种形态的眼睑,帮助充分暴露术野。

(3)患者配合不佳者可用5-0尼龙线在下方角巩膜缘做牵引缝线,从而帮助固定眼球并充分暴露手术视野。

(4)有睑球粘连者可先用开睑器部分开睑或缝线开睑,完全松解粘连部位后再充分开大开睑器,暴露术野。

2. 术中出血较多 术中出血是翼状胬肉术中最常见的并发症,原因一般为损伤邻近血管组织,如损伤直肌鞘膜血管组织出血较多。

(1)预防措施

1)术前控制血压、血糖,缓解患者紧张情绪。

2)胬肉充血肥厚者术前给予局部抗炎(妥布霉素地塞米松滴眼液或0.1%氟米龙滴眼液)治疗,控制炎症后手术。

3)麻醉药物中加入微量肾上腺素,可收缩血管,减少出血。

4)切除组织时避开较为粗大的结膜血管,缝合时避开浅层巩膜血管。

5)钝性分离胬肉组织,避免损伤其下直肌组织。

6)切除胬肉组织要适度,避免损伤易出血的泪阜邻近组织。

(2)处理方法

1)确定出血点,压迫或电凝止血。

2）术毕加压包扎术眼。

3. 上方结膜植片取材问题

（1）植片过大：结膜植片超过翼状胬肉切除范围。过大易形成术后植片堆积皱褶，影响外观及泪膜涂布。

预防措施与处理方法：取材时可用卡尺测量巩膜暴露区，将取材区域标记需取材结膜植片范围。修剪结膜植片或扩大胬肉切除面积，使两者大小相符。

（2）植片过小：结膜植片小于翼状胬肉切除范围。过小易造成缝合张力过大，植片易撕裂或术后植片哆开；植片过小还会增加复发风险。

1）预防措施：取材时先用卡尺测量巩膜暴露区，再将取材区域标记结膜植片范围。球结膜富有弹性，取材时注意不带筋膜，植片比植床小 0.25~0.5mm 或与植床等大。

2）处理方法：

a. 植片略小于胬肉切除范围，将周边结膜向角膜方向拉伸，固定于巩膜组织，缩小巩膜暴露范围，使其与植片大小相符。

b. 植片小于胬肉切除范围 1.0mm 时，需要在上方结膜处再次取植片，与首次所取植片拼接缝合，使其与胬肉切除范围相符。或辅以羊膜移植，羊膜可置于结膜植片下方覆盖巩膜暴露区，其上缝合固定结膜植片。

（3）植片脆裂：长期慢性炎症或老年患者结膜菲薄，所取植片容易脆裂。

1）预防措施：

a. 老年患者结膜菲薄，取材时注意取全层组织，轻柔操作，夹取结膜组织时用显微平颢或无损伤颢，避免造成植片破裂。

b. 尽量避免带张力缝合，降低植片脆裂的可能。

c. 年龄过大、球结膜菲薄者建议行翼状胬肉切除联合生物羊膜移植术[1]（见第六章第四节）

2）处理方法：如植片已经脆裂，可以改行羊膜移植术或将已经脆裂的球结膜片铺平至巩膜创面，上方加盖生物羊膜按第六章第四节方式完成手术。

（4）植片正反辨识不清：翼状胬肉术中可能因为手术视野暴露不佳、出血过多、操作失误等原因造成植片正反辨别不清，如植片筋膜面朝上，术后极可能出现植片缺血及脱落（图8-1-1）。

1）预防措施：

a. 结膜植片取材后放于原位铺平，

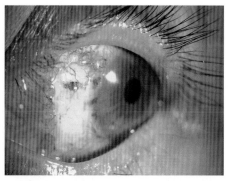

图 8-1-1　植片反置

术中结膜植片筋膜面朝上，术后 5 天，植片仍处于缺血状态，后自行脱落

仍保持上皮面朝上,植片角膜缘对向角膜方向,平移滑行至巩膜暴露区缝合。

b.将显微镜调整到高倍率,能更清晰地观察到植片细微处,植片正面为结膜上皮组织较光滑,反面带有部分筋膜组织较粗糙。如依旧无法通过观察分辨正反面,可以使用湿棉签沾拭植片,正面为光滑面无法黏附,而反面为粗糙面则可以黏附,可依此法分辨。

2)处理方法

a.术后早期如发现植片反置,上皮未生长,可尽早手术处理,术中应刮除植片筋膜面及周围巩膜暴露区长入的上皮组织,将植片翻转再缝合,注意避免形成上皮植入性囊肿。

b.如术后发现较晚,一般超过3天者结膜上皮会长入植片下巩膜表面,植片会呈现缺血状态,可加强抗炎促修复治疗,待其自行脱落、择期拆线。

4. 缝合困难 翼状胬肉术中缝合困难有多种可能因素,包括患者配合度差、手术视野暴露不佳、术中出血、植片过小和植片脆裂等。

预防措施及处理方法:

(1)因为情绪紧张而无法配合者,可术前使用安定镇静类药物或施行神经安定麻醉,同时术中给予氧气吸入安抚患者情绪。

(2)因为疼痛而无法配合者,可加大麻醉药物剂量或改行球周、球后麻醉。必要时可以采用全身麻醉。

(3)因为其他原因而无法配合者,可在下方角巩膜缘处做牵引缝线,通过牵引线调整眼位,配合手术。

(4)其余因素的处理办法参考前文所述。

5. 角膜创面处理不干净 胬肉与角膜面粘连较紧或复发性胬肉,切除胬肉后角膜表面易残留纤维组织,造成术后角膜上皮修复困难,泪膜不能均匀涂布,增加感染、干眼等风险(图 8-1-2,图 8-1-3)。

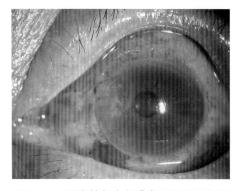 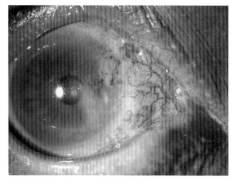

图 8-1-2 原发性胬肉角膜表面处理不净可见鼻侧角膜表面灰白纤维组织残留,不平整 　图 8-1-3 复发性胬肉角膜表面处理不干净可见角膜鼻上方灰白纤维血管组织残留

处理方法:用细显微有齿镊仔细夹除角膜表面残留纤维组织,复发性胬肉角膜变性混浊区可用小圆刀片适当搔刮但不可损伤角膜基质组织,尽可能形成平滑角膜表面。若残留组织不在瞳孔区或受累周边角膜局限变性可以不做过度处理,但术前需要充分评估并与患者沟通,浸润生长型翼状胬肉容易残留。

二、术中并发症及其处理

1. 麻药相关并发症[2]　翼状胬肉手术一般使用局部浸润麻醉,其并发症主要包括全身和眼部两类。全身并发症主要为眼心反射;眼部并发症主要为结膜下血肿、眼球穿孔和直肌损伤。

(1)预防措施

1)手术过程中应操作轻柔、避免缺氧和CO_2蓄积,可在一定程度上预防眼心反射。

2)注射麻药时应熟悉眼部解剖结构,同时取得患者理解配合,注射前告知患者有轻度疼痛,避免患者眼球突然转动误伤眼球。进针时注意避开结膜血管,进针角度应基本平行眼球壁,注射时保证术眼处于水平向上的自然注视位,针头斜面朝下能清晰可见结膜下针尖。

(2)处理方法[3]

1)当出现眼心反射时应暂停手术刺激,静脉注射阿托品后一般可以减轻或控制症状。

2)出现结膜下少量出血可压迫止血,不影响手术操作;如出现大的结膜下血肿可在压迫止血后剪开相应部位结膜,放出积血。

3)出现眼球穿孔和直肌损伤一般为操作失误,一旦发生应尽快评估损伤程度,考虑眼球穿通时应请眼底病科医生会诊协助处理。

2. 结膜撕裂　翼状胬肉术中术者操作失误或患者配合不佳,猛然转动眼位可能造成结膜撕裂。

预防措施与处理方法:欠配合患者使用牵引缝线,一般用5-0尼龙线于下方或鼻上方角巩膜缘处做牵引缝线。如出现结膜撕裂应对位缝合,恢复解剖原貌。

3. 直肌损伤　翼状胬肉手术中在注射麻药和切除胬肉体部时可能造成内直肌损伤[4],内直肌在距角膜缘5.5mm处附着在巩膜组织上,损伤后可造成出血、复视等并发症。

(1)预防措施:熟悉眼部解剖结构,注射麻药时观察眼球位置,进针一般在结膜下纤维血管组织上,不宜过深。切除胬肉时,注意钝性分离胬肉体部与巩膜面,避免损伤直肌鞘膜或体部。

(2)处理方法:如已造成损伤应止血对症处理,如直肌离断需行缝合。损伤严重者术后可出现眼球运动障碍和复视等表现,积极抗炎营养支持药物治疗,观察3~6个月无缓解需行探查及直肌修复手术。

4. 角、巩膜损伤　翼状胬肉术中在分离胬肉头部时可能损伤角膜组织,分离胬肉体部时可能损伤巩膜组织,尤其复发性翼状胬肉或假性胬肉,存在组织粘连、解剖结构分辨困难时。

(1)预防措施

1)熟悉眼部解剖结构,原发性翼状胬肉头部采用钝性分离,巩膜处分离注意剪刀与巩膜和其上直肌鞘膜保持一定距离,每次分离切除时务必看清术野细节和解剖层次再操作。

2)复发性翼状胬肉术前应仔细用裂隙灯及前节OCT等判断病变深度,超过1/2深度者需要行板层角膜移植。分离时避免过度处理,非视轴区角膜及巩膜区可残留部分瘢痕组织,避免切除过深造成角巩膜穿孔。

3)胬肉形态不典型者术前应详细询问有无外伤及炎症病史,裂隙灯下仔细检查角膜情况,排除边缘性角膜变性、蚕食性角膜溃疡、热、化学伤等导致的假性胬肉,术中谨慎处理角膜组织(图8-1-4)。

(2)处理方法

1)轻度损伤可使用0.3%氧氟沙星眼膏包眼,同时配戴绷带镜和加压包扎。

2)如不慎造成角巩膜组织裂伤或缺损者,应立即对位缝合或施行羊膜填塞/移植手术,必要时行角巩膜组织移植修补。

3)复发性翼状胬肉或假性胬肉切除后角膜创面深度超过1/3角膜厚度者一般需行羊膜移植,超过1/2者一般需行板层角膜移植术。

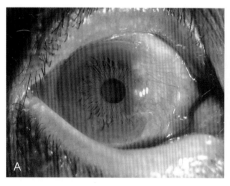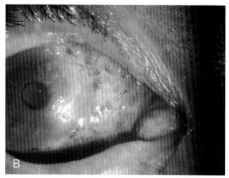

图 8-1-4　假性胬肉手术效果

A. 术前,热烫伤患者,可见鼻侧2点~5点胬肉长入角膜,头部宽大,形态不规则;

B. 术中小心分离假性胬肉组织,其下角膜厚度尚可,仅行自体角膜缘结膜移植术

第二节　术后并发症及其处理

一、术后早期并发症处理

1. 结膜吻合口哆开　术后结膜植片哆开多见于鼻侧近泪阜部结膜,因张力大而裂开,常见于年轻人或胬肉组织肥厚者(图 8-2-1,图 8-2-2);也有角膜缘缝线固定不佳从角膜缘松脱情况。

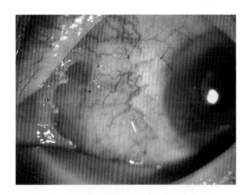

图 8-2-1　术后早期植片哆开,术后 1 周,结膜植片与泪阜部结膜交界处哆开

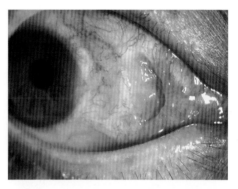

图 8-2-2　植片哆开,术后 2 周,结膜植片与泪阜部结膜交界处哆开,结膜上皮部分长入哆开区

(1)预防措施

1)术前胬肉充血肥厚者可用 3~7 天糖皮质激素滴眼液减轻炎症,术中应充分切除鼻侧近泪阜部结膜下筋膜组织,使植片与鼻侧结膜平整对位缝合。

2)术中植片取材大小应与巩膜暴露区相符,缝合时避免张力过大。角膜缘及鼻侧植片四角处应经巩膜浅层缝合固定。

3)植床球结膜与植片球结膜端对端吻合,避免卷边缝合。

4)术后嘱患者避免眼球过度活动,尤其是年轻患者,避免眼球向颞侧过度转动。

(2)处理方法:

1)角膜缘处缝线松脱导致植片后退严重应及时手术缝合复位,否则会影响角膜上皮修复、增加复发风险。

2)鼻侧近泪阜处植片哆开常见于术后 1 周拆线前后,一般植片无松脱,可无需手术处理,注意加用促进上皮修复的滴眼液及抗生素眼膏,使结膜哆开区尽快上皮化。同时加强抗炎治疗(妥布霉素地塞米松眼膏),预防形成肉芽肿。

2. 结膜植片持续水肿 术后植片水肿多见于年轻人、术中操作尤其是巩膜面烧灼止血过多者以及结膜植片较厚附带筋膜组织过多者；植片过大、3 方均带巩膜缝合使得移植结膜瓣无伸缩区间等（图 8-2-3）。

（1）预防措施：术中取结膜瓣时注意不要附带过多筋膜。术中避免过度烧灼止血，一般压迫止血或用微量肾上腺素。植片结膜瓣不宜过大，除 4 个角需要带浅层巩膜缝合外，其余植床与植片均不要带巩膜缝合。

（2）处理方法：可适当给予强效糖皮质激素和人工泪液点眼，注意观察眼压变化。

3. 结膜植片下血肿 术后植片下积血形成血肿，常见于老年人、高血压、术中过度烧灼止血、使用肾上腺素或术后用力憋气咳嗽等情况（图 8-2-4）。

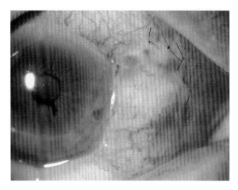 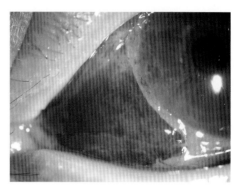

图 8-2-3 植片水肿 45 岁男性，手术顺利，术后 3 天植片水肿

图 8-2-4 植片血肿，术后第 3 天，植片下突发血肿，患者有咳嗽情况

（1）预防措施：术中避免过度烧灼止血，尽可能减少使用肾上腺素。术后注意稳定血压，避免过度活动、用力及咳嗽等。

（2）处理方法：加压包扎，避免过度活动。一般 3~7 天会自行吸收。酌情使用止血药物。

4. 持续角膜上皮缺损 术后持续角膜上皮缺损多见于严重干眼、角膜神经营养不良、角膜缘干细胞功能不良、病毒性角膜炎病史、糖尿病以及眼睑形态异常者如睑内翻倒睫和睑裂闭合不全等，术中结膜植片角膜缘处对合不佳亦可造成。

（1）预防措施

1）术前应排除眼睑异常、严重干眼、角膜缘干细胞失代偿等问题，如存在应处理改善后方可行胬肉手术。

2）术中缝合时注意使植片边缘与角膜缘良好贴合固定（图 8-2-5）。

3）类风湿、糖尿病、甲状腺疾病、角膜神经营养不良、疱疹病毒性角膜炎病史及干眼等患者术后应用抗生素眼膏（0.3% 氧氟沙星）、不含防腐剂优质人工泪液（0.3% 玻璃酸钠）及生长因子眼液 / 凝胶包眼，待角膜上皮完全修复后再加用糖皮质激素，使用激素时应密切随访跟踪眼压变化，观察上皮是否稳定。疱疹病毒性角膜炎病史者围手术期可全身或局部应用抗病毒药物，防止病毒复发。

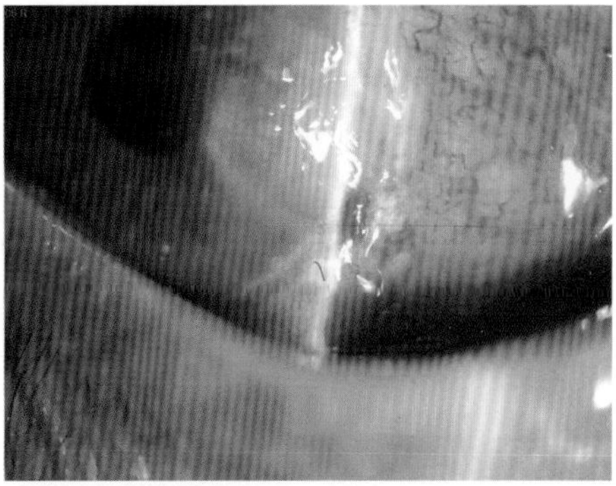

（2）处理方法

1）一般术后 3 天角膜上皮应修复，如延迟应寻找病因积极对因治疗，术后 1 周如仍未修复应留院观察。

图 8-2-5 角膜上皮延迟愈合，术后 6 天，鼻侧角膜仍有 2mm×2mm 上皮
未愈合，可见结膜植片下方近角膜缘处缝线松脱，植片与角膜缘有明显间隙

2）病因治疗包括给予治疗干眼药物、抗病毒药物、免疫抑制剂等；若存在眼睑异常如睑内翻、眼睑闭合不全者应手术治疗；如因植片角膜缘未对合良好可先行加压包扎，不能修复者应及时手术对位缝合。

3）停用糖皮质激素滴眼液，给予抗生素眼膏（0.3% 氧氟沙星）、小牛血去蛋白滴眼液 / 凝胶包眼，严重者给予 20%~50% 自体血清每小时一次点眼。戴角膜绷带镜。

4）经上述措施仍不愈合者行羊膜覆盖术，严重免疫相关干眼、实质性干眼或眼睑异常者可行临时性 / 永久性睑裂缝合术。

5. 角膜小凹 术后结膜植片水肿严重，使得眼表泪膜涂布不均，邻近角膜缘处因干燥出现角膜基质脱水形成角膜小凹，上皮一般完整，荧光素染色表现为荧光素积存（图 8-2-6）。

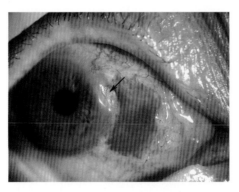

图 8-2-6 角膜小凹术后 1 周，结膜植片下血肿伴水肿，相邻角膜缘处可见角膜基质脱水干燥凹陷（黑箭头所示）

(1)预防措施:避免植片取材过厚,避免术中过度烧灼止血。术后早期植片水肿明显者应加用强效糖皮质激素抗炎治疗,并加用人工泪液凝胶,每日 4 次,同时包眼避免角膜干燥。

(2)处理方法:出现明显角膜基质凹陷时应停用糖皮质激素。使用不含防腐剂的人工泪液和抗生素眼膏,每天包眼,直至凹陷处恢复正常厚度。

6. 结膜肉芽肿　一般因为植片哆开、结膜面愈合不良等因素,引起局部炎症刺激肉芽组织增生[5](图 8-2-7)。

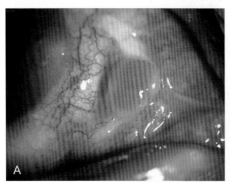
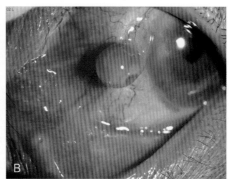
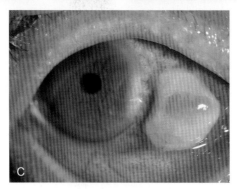

图 8-2-7　结膜肉芽肿
A~C.术后 1~3 周,结膜植片鼻侧伤口处可见肉芽肿组织生长,
早期可见植片哆开,后期可见周围结膜下组织增生

(1)预防措施:注意植片取材及缝合细节,防止植片哆开。如发现植片哆开或结膜上皮未愈合,应使用抗生素眼膏和人工泪液凝胶包眼,促进上皮尽快修复,并适度使用糖皮质激素减轻炎症。

(2)处理方法:可从蒂部切除并灼烧基底部,术后使用强效糖皮质激素和人工泪液点眼,直至炎症控制、结膜上皮完全修复。

7. 异物残留　术后发现异物残留一般因为术中出血过多、视野不清或操作不慎遗留异物所致,常为棉絮或缝线线头,过度烧灼止血时可形成坏死变性物亦可造成术后炎症反应(图 8-2-8)。

(1)预防:

1)术中轻柔操作,避免组织过度损伤严重出血。

2)尽可能避免烧灼止血,如有坏死组织等注意清除。

3)止血棉片制作时不宜过小,边缘尽量整齐,避免棉絮松脱掉落。

4)术毕检查手术野,清除残留棉絮、线头等异物。

(2)处理:如发现棉絮等异物残留,

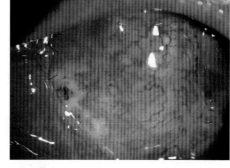

图 8-2-8　坏死物残留,术中过度烧灼止血,坏死物残留,形成周围组织炎症反应

应小心取出棉絮,避免造成二次损伤。如存在炎症反应,操作后可加用抗炎药物对症支持治疗。

8. 角膜、巩膜溶解　角膜溶解多见于:①各种原因持续性角膜上皮缺损未及时处理者;②长期过量使用糖皮质激素者;③术前存在严重干眼患者尤其是免疫相关干眼患者,严重者常导致角膜穿孔;④糖尿病患者。

巩膜溶解[6]多见于术中过度烧灼止血、使用丝裂霉素、5- 氟尿嘧啶[7]等抗代谢药物(图 8-2-9,图 8-2-10)。

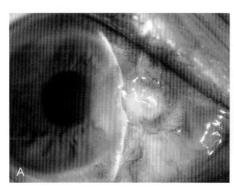
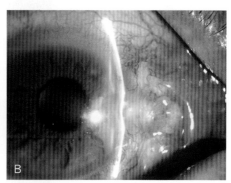

图 8-2-9　术后角巩膜溶解

A. 糖尿病患者,术后 3 周,角膜及相邻巩膜组织溶解达深基质层;B. 停用糖皮质激素,改用 0.3% 氧氟沙星眼膏及 0.3% 玻璃酸钠滴眼液每日 4 次,包眼,治疗 5 天后角巩膜溶解减轻,基质仍明显凹陷变薄

(1)预防措施:术中尽量避免巩膜面烧灼止血,避免使用抗代谢药物。术后一般角膜上皮 3 天可修复,如出现角膜上皮延迟愈合应寻找病因,积极治疗,直

至角膜上皮完全愈合;如出现结膜上皮未愈合、巩膜暴露也应尽早处理,直至结膜上皮修复。

（2）处理方法[8]:

1）发现角巩膜溶解应首先行组织刮片、真菌细菌培养及共聚焦显微镜检查,排除真菌、细菌等病原体感染。

2）寻找病因,针对病因治疗。如治疗干眼、HSK给予抗病毒药物、风湿免疫系统疾病给予免疫抑制剂等。

3）立即停用糖皮质激素,给予抗生素眼膏及优质人工泪液包眼。非感染性角膜病变及近角膜缘巩膜病变可戴绷带镜。

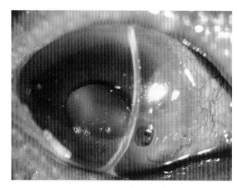

图 8-2-10　角膜溶解

类风湿患者,胬肉术后1个月,角膜中央偏鼻下方溶解穿孔,虹膜嵌顿,前房消失

4）严重角膜溶解可行羊膜覆盖术甚至结膜瓣覆盖术。严重巩膜溶解应行巩膜修补手术,移植巩膜植片上应覆以结膜瓣,避免巩膜植片缺血再次溶解。

5）角膜穿孔患者应及时行多层羊膜移植联合纤维蛋白胶应用,基质缺损范围大者应联合板层角膜移植(图8-2-11)。尽可能避免穿透性角膜移植,易出现角膜植片溶解、排斥等一系列并发症。

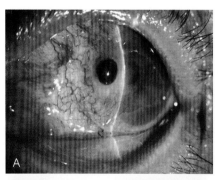

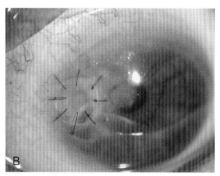

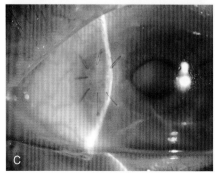

图 8-2-11　胬肉术后角膜溶解穿孔

A.类风湿患者,胬肉术后3周,结膜植片愈合良好,鼻侧周边角膜溶解穿孔,虹膜嵌顿,鼻侧前房消失;B.行层间羊膜移植联合板层角膜移植,术后1周,植片轻度水肿,对合良好,无双前房,瞳孔基本圆形;C.术后10个月,角膜植片透明,前房形成良好,无虹膜前粘连

9. 干眼　术后早期干眼[9]一般是由于：①翼状胬肉手术切除较大范围的结膜组织，杯状细胞数量减少[10]，黏蛋白分泌减少；②术中操作不当或时间过长，眼表干燥受损；③术后组织水肿，眼表不平整，泪膜不能均匀涂布，稳定性降低；④术后炎症反应及糖皮质激素和抗生素等药物的应用进一步损伤眼表；⑤术前存在 MGD 等。

（1）预防措施：术中胬肉切除及结膜取材范围合理，轻柔操作，避免损伤健康眼表组织。手术时用湿润棉片覆盖非手术角膜及结膜区域，保护眼表。术后合理用药，尽量使用对眼表毒性低的药物。

（2）处理方法：酌情抗炎治疗，减轻眼表炎症水肿等反应。但应避免过长时间使用糖皮质激素。使用不含防腐剂的人工泪液 / 凝胶每日 4 次，促黏蛋白分泌药物（地夸磷索钠滴眼液）每日 6 次点眼。

10. 感染

（1）细菌感染[11]：多见于卫生状况不佳，术前存在慢性眼表炎症如沙眼、睑缘炎、慢性泪囊炎等，术后角膜上皮持续缺损、外伤、严重干眼、糖尿病等也是细菌感染的危险因素（图 8-2-12）。

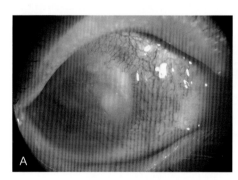
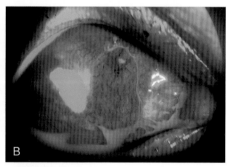

图 8-2-12　胬肉术后细菌性角膜溃疡

A. 糖尿病患者，术后 1 个月，眼红眼痛 2 周，结膜植片平复在位，鼻上方角膜周边变性，3 点近角膜缘处角膜溃疡，基质浸润，刮片证实为 G+ 球菌。B. 荧光染色 +。

1）预防措施：术前积极处理眼表异常，如沙眼、泪囊炎、睑缘炎等，提前给予抗生素治疗及物理清洁治疗；如有泪囊炎应在泪道手术完全控制炎症后再行胬肉手术。术后存在持续性角膜上皮缺损者应留院处理观察，直至上皮完全修复。

2）处理方法：

a. 组织刮片、培养及共聚焦显微镜检查，尽可能明确病原体。

b. 停用糖皮质激素，根据刮片结果，积极进行抗细菌治疗，如无实验室诊断依据但排除真菌等其他病原体也可根据经验给予诊断性治疗。疗效欠佳者注意根据培养药敏结果调整用药。

c.严重感染累及角膜及巩膜,药物控制不佳者应及时行结膜瓣遮盖术。

d.感染有效控制但溃疡愈合延迟者可加用自体血清等,必要时行羊膜覆盖术(图8-2-13)。

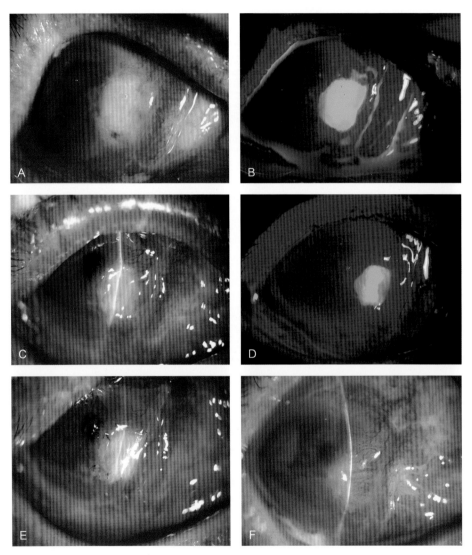

图 8-2-13　胬肉术后细菌感染

A、B.胬肉术后1个月,眼红痛半个月。鼻侧结膜植片在位,较窄长;角膜鼻侧基质变性伴浸润,其间3mm×5mm溃疡,表面黄白坏死物覆盖。溃疡区组织刮片可见G+球菌;C、D.给予加替沙星滴眼液、妥布霉素滴眼液交替点眼,治疗6天后溃疡灶表面较前清洁,溃疡面积有所缩小,但进程缓慢;细菌培养结果提示为藤黄微球菌;E.行溃疡灶清创联合羊膜覆盖术,术后第1天,羊膜在位;F.羊膜覆盖术后2周,羊膜拆除,角膜溃疡愈合,大量新生血管长入角膜,基质轻度混浊水肿;鼻侧结膜组织增生侵及角膜边缘

（2）真菌感染[12]：眼部卫生状况不佳、术后角结膜上皮持续缺损、外伤、糖尿病、长期点用糖皮质激素以及绷带镜配戴是真菌感染的危险因素（图8-2-14）。

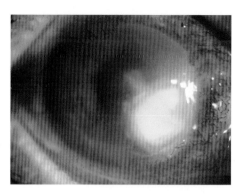

图 8-2-14　胬肉术后真菌感染
胬肉术后 1 周，角膜鼻侧大面积溃疡，表面
呈干酪坏死样改变，边界清楚，刮片见大量
真菌菌丝

1）预防措施：术后教育患者做好眼部清洁，避免外伤或脏水入眼。存在持续性角膜上皮缺损者应留院处理观察，直至上皮完全修复。绷带镜一般在角膜上皮愈合后即可取出，不应过长时间配戴；糖皮质激素一般术后应用 1 个月左右，且根据眼部炎症情况逐渐减量，不宜过长时间使用；糖尿病、严重干眼等患者应加强随访，一般一个月内每周一次。

2）处理方法：组织刮片、培养及共聚焦显微镜检查，尽可能明确病原体。立即停用糖皮质激素，根据刮片结果，积极进行抗真菌治疗，一般采用 5% 那他霉素滴眼液和 1% 伏立康唑滴眼液每小时一次。药物控制不佳者应及时行清创联合结膜瓣遮盖术（图 8-2-15）。

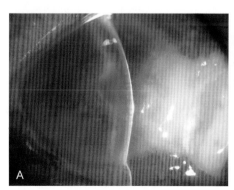
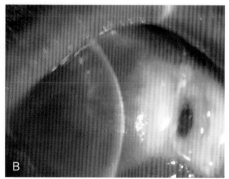

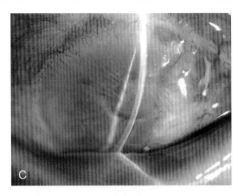

图 8-2-15 胬肉术后角巩膜真菌感染

A.农村患者,65 岁,独眼,胬肉术后 1 个月,有植物性外伤史,眼红痛 1 周。视力手动/眼前,鼻侧角膜可见 6mm×3mm 灰白溃疡灶,鼻侧巩膜面可见一 6mm×5mm 溃疡灶,表面大量黄白色坏死物附着,前房中深,可见灰白渗出物,瞳孔后粘连,晶状体混浊;溃疡组织刮片仅见大量中性粒细胞;B.给予强化抗细菌治疗 3 天,角膜缘穿孔,虹膜嵌顿,角膜水肿及前房炎症加重;真菌培养提示镰刀菌生长;C.行结膜瓣遮盖联合两次前房注射两性霉素 B 脂质体,二次注药后半个月,视力指数/10cm,鼻侧结膜瓣在位,血运良好,角膜中央透明,前房未见明显炎症反应,瞳孔区虹膜后粘连

(3)病毒复发:术前存在角膜病毒感染者,为手术刺激及糖皮质激素应用等原因导致病毒活化、炎症复发。

1)预防措施:术前详细询问病史,有无反复眼红痛发作病史,并在裂隙灯下认真检查角膜有无云翳、斑翳、新生血管等异常(图 8-2-16,图 8-2-17),部分患者角膜病变可存在于胬肉下方,炎症刺激胬肉长入,此时胬肉形态常不规则,为假性胬肉(见图 3-3-6)。如存在上述病史体征应高度怀疑病毒性角膜炎可能,术后局部使用抗病毒药物,直至糖皮质激素滴眼液停用,既往发作严重者应口服抗病毒药物。术后应加强随访,一般一个月内每周一次。

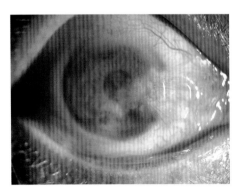

图 8-2-16 翼状胬肉合并角膜斑翳

患者既往有反复眼红痛病史,高度怀疑病毒性角膜炎病史,胬肉术后给予更昔洛韦滴眼液点眼,随访期内未见角膜病变复发

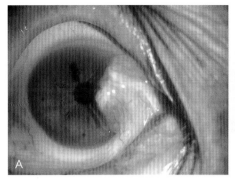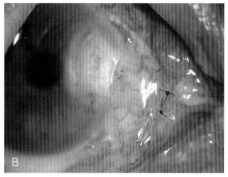

图 8-2-17 角膜基质炎合并假性胬肉

A.鼻侧结膜增生肥厚长入角膜,注意头端宽大,向鼻上方延伸,询问患者既往有反复眼部"发炎"情况;B.术后可见角膜鼻上方基质混浊变性,伴新生血管长入,近角膜缘处浸润,给予阿昔洛韦片口服联合更昔洛韦滴眼液点眼,上皮愈合后加用糖皮质激素,随访期间病情稳定

2)处理方法:术后出现病毒复发迹象应立即全身局部加用抗病毒药物。酌情使用糖皮质激素。同时加用优质人工泪液及神经营养药物(维生素 B_1、维生素 B_{12} 等)。如为基质坏死型 / 内皮型可加用免疫抑制剂如他克莫司 / 环孢素滴眼液。

11. 结膜囊肿 多为角膜上皮植入结膜植片下,形成植入性囊肿(图 8-2-18)。

(1)预防措施:胬肉切除后充分冲洗角膜创面及巩膜暴露区,避免上皮组织或其他异物残留于结膜植片下。

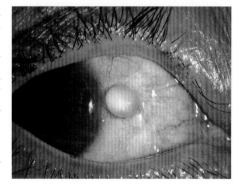

图 8-2-18 结膜囊肿
胬肉术后 1 个月,结膜植片下可见
透明囊样肿物

(2)处理方法:较小囊肿可穿刺后加强抗炎治疗,点用糖皮质激素及非甾体抗炎眼药水 1~2 周,以减少复发。较大囊肿或穿刺后复发者可行手术切除,尽可能分离保存健康结膜组织。

12. 急性闭角型青光眼发作 见于术前浅前房或有慢性闭角型青光眼患者,因手术刺激、术中应用肾上腺素瞳孔散大及术后包眼等因素诱发青光眼急性发作,多于术后早期甚至手术当晚发作。

(1)预防措施:

1)应以预防为主。术前仔细检查周边前房深度、眼压,如周边前房小于1/3CT 应行 UBM 及房角镜检查,并请青光眼专科医生会诊。酌情行激光虹膜切开术,或在围手术期点用缩瞳药物,预防青光眼急性发作。

2)浅前房者术中结膜植片尽量从下方取材,以保留上方完整结膜区域,备日后小梁切除等抗青光眼手术用。

3)浅前房者术中避免使用肾上腺素,以免瞳孔散大诱发青光眼。

(2)处理方法:如有青光眼急性发作应及时给予全身局部降眼压及缩瞳治疗,并注意观察对侧眼情况,谨防双眼发作。

二、远期并发症处理

1. 翼状胬肉复发 各种方法的翼状胬肉手术后都存在复发可能,其危险因素[13]包括:年龄小于 40 岁,女性,复发再次手术者,胬肉充血、肥厚者,干眼,蠕形螨睑缘炎,术后结膜反应严重,术后生活环境中灰尘、紫外线刺激较多等。一般联合自体角膜缘干细胞移植复发率在 2%~5%,联合羊膜移植的复发率在 10%~37.5%,单纯切除复发率则高达 20%~70%(图 8-2-19,图 8-2-20)。

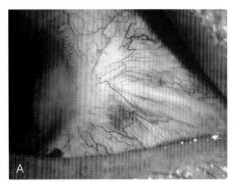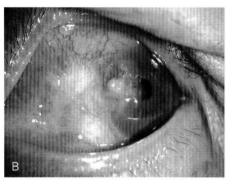

图 8-2-19 胬肉术后复发(倾向)

A. 羊膜移植术后 2 个月,羊膜组织基本吸收,鼻侧结膜下纤维血管组织增生,向角膜缘生长,有复发倾向;B. 羊膜移植术后 2 个月余,鼻侧羊膜部分可见,部分纤维血管组织长入角膜,形成纤维血管膜状物,局部明显隆起,为复发

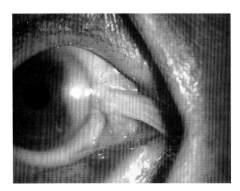

图 8-2-20 胬肉术后复发

单纯胬肉切除术后 6 个月,鼻侧结膜下纤维血管组织增生肥厚,头端已达角膜缘,并牵拉泪阜向角膜缘移位

（1）预防措施

1）为避免术后远期复发，应在术前和术中注意规避危险因素，如术前用药使翼状胬肉处于炎症静止期；术中仔细、彻底切除胬肉组织、不残留。

2）术后根据病情合理使用抗炎药物，年轻患者、胬肉充血肥厚者、眼表慢性炎症患者，术后使用妥布霉素地塞米松 1 个月后改 0.1% 氟米龙 2 周，注意观察眼压变化。

3）嘱患者术后 3~6 月内避免强紫外线照射及风沙刺激，避免烟酒、辛辣食物。

4）翼状胬肉复发一般出现在术后 1 年内，对复发的追踪随访至少应 1 年。

（2）处理方法：

1）早期有复发倾向者可加强抗炎治疗（图 8-2-21），皮质激素使用时间可延长至术后 3 个月或以上，如眼压高可更换为非甾体抗炎药物，并密切随访。

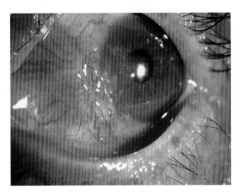

图 8-2-21　复发倾向

胬肉切除联合自体角膜缘结膜移植术后 3 个月，结膜植片小且明显收缩，鼻侧结膜下纤维血管组织增生肥厚，有向角膜缘包围生长态势，应加强抗炎治疗，防止胬肉复发

2）可结膜下注射抗血管内皮生长因子药物，有减少新生血管生长作用。

3）复发者可在 6~12 个月后考虑再次手术。不宜早于 6 个月手术，尤其是多次复发者。

4）复发手术一般需联合自体角膜缘结膜移植手术（图 8-2-22），多次手术复发无健康角膜缘组织者则联合自体结膜移植，结膜缺损区过大可同时行羊膜移植。不宜行单纯羊膜移植，再复发概率极高。术中联合丝裂霉素 /5- 氟尿嘧啶可减少复发，但存在术后巩膜变薄、溶解风险，应谨慎采用。

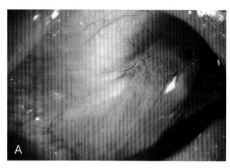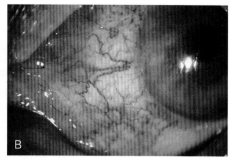

图 8-2-22 复发性胬肉手术前后

A. 复发性胬肉,可见结膜瘢痕伴结膜下纤维血管组织增生,侵入角膜内约 4mm;

B. 行复发性胬肉切除联合自体角膜缘结膜移植术后 1 周,结膜植片平整,伤口对合良好

2. 角膜散光 翼状胬肉对角膜的牵拉压迫作用、局部泪膜的透镜作用、胬肉下角膜组织变性瘢痕等均可引起角膜散光[14],术中切除角膜组织过深也会造成角膜散光,术后即使解除了胬肉对角膜的牵拉与压迫,但已经造成的组织瘢痕仍可残留角膜散光。

(1)预防措施:术中钝性分离角膜上胬肉组织,一般不突破前弹力层水平,避免用刀切除角膜基质组织。

(2)处理方法:观察 3 个月以上,可适当给予生长因子眼药水 / 凝胶帮助组织修复。3 个月以上行综合验光,稳定后可配框架眼镜,严重不规则散光可验配硬性角膜接触镜(RGP)。

3. 干眼 术后远期干眼有几种常见原因,一部分是由于术后角膜 / 或结膜瘢痕,眼表泪膜涂布不均,也有一部分是术前即存在干眼。

(1)预防措施:

1)对术前有干眼症状患者,应行干眼全套检查,评估干眼严重程度,中度干眼需要等待症状体征控制稳定后再行胬肉手术,重度干眼需要查找原因,病因未查出时要延缓翼状胬肉手术。

2)术中角膜表面处理平滑,结膜植片对合处及植片取材处伤口对合平整,使术后眼表恢复平滑外观,泪膜能正常涂布。

(2)处理方法:眼表欠平滑者可给予优质人工泪液凝胶,缓解症状。严重者可手术切除瘢痕区域。进一步检查确定干眼分型后进行针对性治疗。

4. 迟发性感染 术后长时间、大剂量使用糖皮质激素可能造成远期的迟发感染,尤其是真菌感染。可参见本章第二节细菌感染、真菌感染和病毒复发。

(1)预防措施:糖皮质激素一般术后应用 1 个月左右,且根据眼部炎症情况逐渐减量,不宜过长时间使用。

（2）处理方法：组织刮片、培养及共聚焦显微镜检查，尽可能明确病原体。立即停用糖皮质激素，根据检查结果给予相应治疗。

5. 患者对外观诉求

（1）导致外观诉求的主要原因包括：

1）胬肉头部残留造成角膜不光滑。

2）胬肉下方角膜变性呈灰白色外观，多见于生长过长时间胬肉（图8-2-23，图8-2-24）。

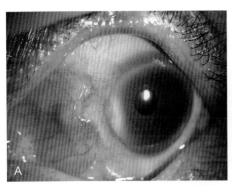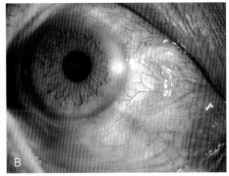

图 8-2-23　结膜植片偏小

A、B. 结膜植片小，虽平整在位，但周围结膜下纤维血管组织充血肥厚，使创面仍呈红色外观

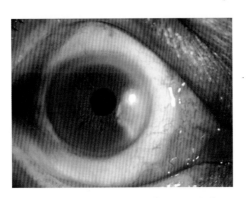

图 8-2-24　角膜变性、结膜堤坝样改变

角膜鼻侧原胬肉生长区灰白变性，近角膜缘
结膜平整无充血，但半月皱襞肥厚，结合处
呈红色堤坝样改变

3）植片过小或收缩，使原胬肉处眼白仍呈红色外观（见图8-2-23）。

4）植片过大结膜松弛。

5）半月皱襞肥厚未切除或近泪阜部结膜下胬肉组织未清除，均会造成植片与其连接处瘢痕显著,呈堤坝样改变,外观不佳(图 8-2-24)。

(2)预防措施:角膜表面尽可能清除干净,恢复平滑外观。胬肉下方角膜组织如术前判断存在明显变性,应向患者及家属交代术后外观会受影响,使其有心理预期。术中切除变性结膜区域及结膜瓣不宜过小,半月皱襞肥厚者应一并切除,鼻侧近泪阜部结膜下纤维血管组织应清除干净,使结膜植片与鼻侧结膜平整对合。

(3)处理方法:胬肉下方角膜组织变性一般不累及瞳孔区,对视力影响不大者可不予处理。如患者对外观要求高可行部分板层角膜移植术。结膜处外观不佳,未造成胬肉复发或功能受限可无需处理。如对外观要求高者,可手术切除瘢痕区域,同时行自体结膜移植,缺损范围大者联合羊膜移植。

(曾庆延 王浩宇)

参 考 文 献

1. Huchzermeyer C, Gatzioufas Z, Kruse FE, et al. Treatment of severe recurrent symblepharopterygium: combined ipsilateral autologous limbus and homologous amniotic membrane transplantation [J]. Der Ophthalmologe: Zeitschrift der Deutschen Ophthalmologischen Gesellschaft, 2014, 9 (111): 839-845.

2. Natasha S. Assessing the quality of ophthalmic anesthesia [J]. Journal of clinical anesthesia, 2015, 4 (27): 285-289.

3. Ascaso F J, Peligero J, Longás J, et al. Regional anesthesia of the eye, orbit, and periocular skin [J]. Clinics in Dermatology, 2015, 33 (2): 227-233.

4. Xia Q, Zhi H, Shen D A. Clinical analysis of the diplopia and strabismus after ophthalmic surgeries [J]. Chinese Journal of Ophthalmology, 2003, 39 (12): 727.

5. Hui-Ya F. The efficacy of fascial granuloma excision with conjunctival autografting after pterygium surgery [J]. Graefe's archive for clinical and experimental ophthalmology (Albrecht von Graefes Archiv fur klinische und experimentelle Ophthalmologie), 2018, 10 (256): 1933-1938.

6. Seong Joon A. Clinical features, predisposing factors, and treatment outcomes of scleritis in the Korean population [J]. Korean journal of ophthalmology: KJO, 2010, 24 (6): 331-335.

7. Malik S, Khan M S, Basit I. Comparison of primary versus recurrent pterygium after intralesional 5-Fluorouracil [J]. Jpma the Journal of the Pakistan Medical Association, 2016, 66 (5): 559-562.

8. Esquenazi S. Autogenous lamellar scleral graft in the treatment of scleral melt after pterygium surgery [J]. Graefes Archive for Clinical & Experimental Ophthalmology, 2007, 245 (12): 1869-1871.

9. Wu H, Lin Z, Yang F, et al. Meibomian Gland Dysfunction Correlates to the Tear Film Instability and Ocular Discomfort in Patients with Pterygium [J]. Scientific Reports, 2017, 7: 45115.

10. Portoghese P. From models to molecules: opioid receptor dimers, bivalent ligands, and selective opioid receptor probes [J]. Journal of Medicinal Chemistry, 2007, 32 (14): 2259-2269.

11. Ji-Eun L. Methicillin-resistant Staphylococcus aureus sclerokeratitis after pterygium excision [J]. Cornea, 2007, 6 (26): 744-746.

12. Peponis V, Rosenberg P, Chalkiadakis S, et al. Fungal scleral keratitis and endophthalmitis following pterygium excision [J]. European Journal of Ophthalmology, 2009, 19 (3): 478.

13. Naser Samadi A. Risk factors for pterygium recurrence after limbal-conjunctival autografting: a retrospective, single-centre investigation [J]. Japanese journal of ophthalmology, 2018, 62 (3): 349-356.

14. Garg P, Sahai A, Shamshad M, et al. A comparative study of preoperative and postoperative changes in corneal astigmatism after pterygium excision by different techniques [J]. Indian Journal of Ophthalmology, 2019, 67 (7): 1036-1039.